緩和ケア・コミュニケーションの
エビデンス

ああいう と こういう は
なぜ違うのか？

森田達也
聖隷三方原病院 副院長／緩和支持治療科

［執筆協力］
森 雅紀
聖隷三方原病院 緩和支持治療科 部長

医学書院

森田達也　Tatsuya MORITA

1992年京都大学医学部卒業。1994年聖隷三方原病院ホスピス科，2003年緩和ケアチーム医長，2005年緩和支持治療科部長，2014年副院長。緩和治療の専門医として，「時期を問わない」緩和治療，緩和ケアに携わる。2012年より京都大学臨床教授。

著書に『死亡直前と看取りのエビデンス』『エビデンスからわかる 患者と家族に届く緩和ケア』『Advance Care Planningのエビデンス 何がどこまでわかっているのか？』（ともに共著，医学書院），『患者と家族にもっと届く緩和ケア ひととおりのことをやっても苦痛が緩和しない時に開く本』（医学書院），『緩和治療薬の考え方，使い方 ver.3』（共著，中外医学社），他。Textbook of Palliative Medicine and Supportive Care (Second Edition) を Bruera E, Higginson I, von Gunten CF と共同編集。Journal of Pain Symptom Management, Journal of Palliative Medicine の編集委員（editorial board）。

緩和ケア・コミュニケーションのエビデンス
ああいうとこういうはなぜ違うのか？

発　行　2021年6月15日　第1版第1刷©
　　　　2023年7月1日　　第1版第3刷

著　者　森田達也

発行者　株式会社　医学書院
　　　　代表取締役　金原　俊
　　　　〒113-8719　東京都文京区本郷1-28-23
　　　　電話　03-3817-5600（社内案内）

印刷・製本　アイワード

はじめに

　また，○○のエビデンスの本を書いてしまった…マニアな人だと思われる…。——実は世の中で思われているよりかなり余裕のある毎日でついつい。

　筆者がベッドサイドで最も忙しかったのは，卒業から 15 年ほどの 1992 年から 2007 年，月に 8 回ほど当直やら患者さんの対応やらで夜も病院で過ごす合間に臨床研究をする毎日だったけど，忙しいという認識はなく，ただただ楽しい日々だった。社会活動で最も忙しかったのは，緩和ケアが時代の光に照らされはじめた 2007〜12 年頃で，緩和ケアチーム・地域連携，研修会やら研究会の立ち上げで夜はともかく土日祝日年末年始もなかったが，毎日新鮮だった。

　2020 年代に至り，院内にも地域にも全国にも信頼して仕事を任せられる人たちが急速に増えた。自分がすることといえば，だいたいのことはもう自分でできる人に，年の功で少しは知っていることを聞かれて答えるくらいのことだ。——かくして，コミュニケーションのエビデンスに関するまとまった本はないなぁと思い，本書を上梓することにしてみた（とはいえ，変な人と思われないようにエビデンス以外のコラムも入れさせてもらいました）。

　本書は，緩和ケアの臨床家が出合うちょっと困る場面で，ああいうとこういうのどちらがどういう影響をもたらすかをまとめた書籍である。緩和ケアの古典的テーマでわかりやすくいえば，オピオイド（医療用麻薬）を最初に内服する時に，「30％で吐き気が出ます」と言うか，「だいたい（7 割方）の人は何もありません」と言うか，言い方で何か違いはあるのではないだろうか？「（残された時間は）あとどれくらいですか？」と切実に聞かれた時，「そればかりはわかりません」なのか，「う〜ん…難しいんですけど…○○くらいかもしれません」なのか，「○○くらいかもしれないんですけど，一番いいと…で

一番悪いことも考えると…くらいかも…」，なのか？　正解があるわけではないが，どういう言い方をするとどういう反応が多いのだろうか？

　コミュニケーションを専門にしている研究者から見ると，「どういう言葉を使おうと，言葉そのものより，共感性や態度でコミュニケーションの質は決まる」というのが定説である。共感性や態度とは，話す時には相手の目を見る，声のトーンをそろえる（ペーシング），話されたことを自分が理解しているかを言い換えて確かめる，といった一連の技術でもある。それはその通りなのだが，人は共感性も態度もなかなか変えられない。それならば，せめて，ああいう・こういうを工夫することで，いくらかでも患者さんによい変化が起きているならそれに越したことはない。──これが本書をまとめた動機である。

　コミュニケーションに文化差があるのはいうまでもなく，輸入ものは日本人のコミュニケーションに当てはまらない。本書で扱っているエビデンスは国内のものを中心とした。この点，本書の少なくない部分を同僚である森雅紀の研究から得ていることに感謝を述べておきたい。あわせて，いつものことであるが，丁寧に図表を作成し，活字を超えて文章が読者に届くような編集上の工夫を凝らしてくれた医学書院の品田暁子さんにいつもありがとうと言っておきたい。

　本書が，ああいうか？　こういうか？　で悩んでいる，緩和ケアの臨床家の日々の実践に少し色を添えるものになれば幸いです。

2021 年 5 月

森田達也

目次

目次

イラスト　のりしお
デザイン　hotz design inc.

1章

ああいう
vs.
こういう
の裏には理論あり

フレーミング効果，availability bias，
disability bias といった行動経済学上の
理論を使った，緩和ケアで使いそうな
「ああいう vs. こういう」を考えます。

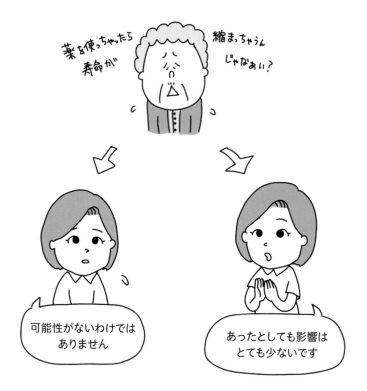

「薬を使ったら寿命が縮まるかもしれません」

vs.

「縮まったとしてもとても少しです」

フレーミング効果とは，ワインがボトルに半分残っている時に，「まだ半分残っている」とみなすか，「もう半分なくなった」とみなすかによって印象が違う現象を指します。フレーミング効果を使って，負担感を減らす説明の仕方ついて見てみましょう。

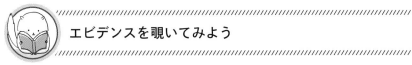

エビデンスを覗いてみよう

　仮想症例を用いて，がん患者412名に「こういう言われ方をしたらどう思うか」を聞いた研究です（表1）。本当は，リアルにその状況にある人に，言い方Aと言い方Bを実際に言って比べてもらうといいのでしょうが，全身状態の厳しい状況ではさすがにそれもしにくいところなので仮想事例の研究を行いました[1]。

　この研究では，死亡直前期に苦痛が十分に取れずに鎮静薬を投与すると「寿命が縮まるかもしれない」ということが仮に真であったとして，2つのフレーミングの説明の仕方の影響を調べています。1つは，単に「寿命が縮まるかもしれません」というもので，よくない情報を伝えているので，ネガティブフレームとしました。

　もう1つは，同じ情報ではありますが，「縮まる可能性はないとは言えませんが，あったとしても幅は小さいです」という言い方に変えて，ポジティブフレームとしました。ポジティブというわけでもないでしょうが，薬を使ったとしても使わなかったとしても，絶対的な幅には大きな差がないことを強調することで，悪い情報の影響を和らげようとしているのです。

　加えて，意思決定を誰がするのかということを比較したかったため，「ご家族で決めてください」（いわゆるインフォームド・コンセント）と，決定は医療者が一番いいと思うことを提示してそれでいいかを確認する（インフォームド・アセント）も重ねて入れ込んでいますが，これは2章（→ p.56）で詳しく説明します。合わせると，2×2の4通りの設定をしています。

表1　仮想事例で用いたフレーミングの違い

鎮静をすると…	鎮静薬を使用するかどうか
寿命が縮まるかもしれません （ネガティブフレーム）	ご家族で決めてください （インフォームド・コンセント）
寿命が縮まる可能性はないとは言えませんが，あったとしても幅は小さいです （ポジティブフレーム）	使用して苦痛を取ってあげるのが一番いいと思いますが，いかがでしょうか （インフォームド・アセント）

結果ですが，望ましくない (1) から非常に望ましい (6) で評価してもらったところ，同じ意思決定のあり方なら，いずれも，ポジティブフレームのほうが好ましいとされる度合いが高くなりました。**図1** の左がインフォームド・コンセントのシナリオ，右がインフォームド・アセントのシナリオですが，どちらでも，ポジティブフレームのほうが患者に好まれていることがわかります。

図の左から，「ご家族で決めてください。寿命が縮まるかもしれません」が一番や〜な感じで，「ご家族で決めてください，寿命が縮まる可能性はあったとしても幅は小さいです」が次。「睡眠薬を使って苦痛を取ってあげるのが一番いいと思います。寿命が縮まるかもしれません」はまあまあいいけれど，「睡眠薬を使って苦痛を取ってあげるのが一番いいと思います。寿命が縮まる可能性はあったとしても幅は小さいです」が一番いいということになります。文字を声で読むとああそうかなと思いますが，なんとなく全体にポジティブな響きがするほうがいい印象がある，というのが実験でも示されたという感じです。

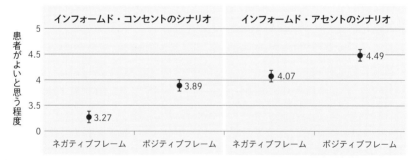

図1 「寿命が縮まるかもしれない」に関する
フレーミングの効果

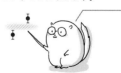

バーの長さが 95% 信頼区間なので，すきまが空いていれば有意差があるということになります。

4

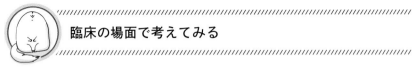

臨床の場面で考えてみる

　「ものは言いよう」が本書のテーマですが，同じ内容でもフレーミングを変えるだけで受け取られ方が違うということはよくあります。

　鎮静をするかしないかという文脈では，筆者がよく使う言い方をたらたらと書くとこんな感じになります。

例えば…

「お薬使うと，命が縮まるって気にされる方もいらっしゃるんですけど，薬を使わなかった患者さんと比べる方法で比較すると，実際上はそんなに差はないことがわかってはいるんです。ご主人でどうかがはっきりわかるわけではありませんけど，少なくとも，使わなければまだ1か月，2か月生きられたのに薬を使ったせいで数日になるかもといったことはなくて，あったとしても…あと，数日か（この辺はちょっと間にポーズを入れたゆっくりな感じになります），それくらいだったとして，数日が数時間短くなるとかあっても1日短くなるとか，そういうことだと思います」

　だいたい，この後半の説明，「あったとしても…あと，数日か，それくらいだったとして…」あたりで，ご家族の表情が和らぎます。「命を縮めるような処置に同意してしまった」という記憶が残るか，「縮まることはあったとしても，そんなに大きなことではないんだ」という記憶が残るかが，このあたりで変わりそうです。

　看護師の場合は，自分で生命予後の影響を説明することはあまりないと思いますが，ご家族が「命が縮まるかもしれない」と思っている時に，「一般的に縮まることはないんだけど，あったとしてもその幅はとても少ない」ことを付け加えて説明をすることでご家族の安心につながると思います。

　鎮静の他に，緩和ケアで寿命が短くなるかもという不安が頭をよぎる治療といえば，オピオイド（麻薬性鎮痛薬）を大量に使う，輸液を減らす（やめる），抗生剤をやめる，腹水を抜く…などがあるでしょうか。オピオイドは大量投与になっても呼吸抑制が生じていない限りは「命を縮める」ことがそもそも医学的にはありませんが，輸液を減らす，腹水を抜く，は，寿命が短くなることはないよ！と胸を張れるエビデンスは今のところありま

せん（短くなるというエビデンスもありませんが）。仮に短くならないというエビデンスがあったとしても，患者さんやご家族は輸液を続けた・減らした，腹水を抜いた・抜かなかった両方を経験するわけではありませんから，減らした・抜いた後に急に状態が悪くなれば，「あのせいで弱っちゃったんだな」と思うのは当然です。フレーミングを使った会話をしてみようと工夫すると，以下のような感じになります。

> 例えば…
>
> 「点滴を続けることはもちろん（点滴のパックをつなげばいいだけなので簡単に）できるんですが，今は身体のあちこちに水がたまっていて，点滴で入れた水分がそのままたまっちゃって，栄養にはならない状態なんですよね。なのではっきりわかるわけではありませんけど，少なくとも点滴を続けていればまだ1か月，2か月生きられたのに，点滴をやめたせいだけであと何日になるといったことはなくて，あったとしても数日短くなるとか，そういうくらいの影響になると思います」
>
> 「おなかにたまった水はおしっこにうまく回るといいんですけど，出てくれない時は直接抜くのが一番有効です。水をたまったままにしておくと，こう（手振りで肺を押し上げるようなしぐさ）横隔膜を押して呼吸をできなくさせてしまうので，呼吸にも悪い影響があります。水を抜くと栄養がなくなるっていうのも時々聞くんですが，じゃあ水を抜かないでいたら半年，1年生きられたのに，腹水抜いたせいだけで何か月も命が縮むとかはなくて，ひょっとしたら数日，長くても数週間短くなるとか，そういうくらいの影響になると思います」

　生命予後が短くなるかどうかの課題は，医療者から見たら1分でも1時間でも短くなってはいけないという気持ちがあると思うのですが，患者さんやご家族から見れば，体験している苦痛との兼ね合いで，「許容できる短くなる幅」というのがあると思います。短くなるかならないか，ということだけを0／1の視点で伝えるのではなくて，「どれくらいの幅なのか」を伝えることで，ポジティブなフレーミングを付けることができるといえます。

まとめ

全身状態の悪い死亡直前期でも，苦痛緩和のためにオピオイドや鎮静薬を使用することがよいと考えられる場合はあるでしょう。そんな時，本当に寿命が縮まるのかどうかはさておいても，「仮に縮まったとしても，その幅は少しである」とフレーミングを変えることで，ご家族の気持ちの負担を減らすことができます。

文献

1）Hamano J, Morita T, Mori M, et al.: Talking about palliative sedation with the family: informed consent vs. assent and a better framework for explaining potential risks. J Pain Symptom Manage, 56(3): e5-8, 2018.

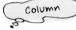

「みんな飲んでいるのじゃなくて，新薬ありませんか？」

　筆者は鎮痛薬の組み合わせを言う時に，(たいていの日本人は同調効果が強いというか，みんなも使っていると安心と思うので，)「今，一番みんな飲んでいるのがこのオキシコドンとプレガバリンの組み合わせですから，まずこれでいきましょう」と言うことがわりとあります。

　でも，ある若い患者さんは，難しい顔…「みんな飲んでいるのじゃなくて，新薬ありませんか？」。そういえばこの人は抗がん治療も次々新しい薬を試して，ことごとく当ててきた(効果があった)んだった…。「新薬はいい！」というフレーミングがされるか，「新薬は怖い」というフレーミングがされるかは人それぞれだと思い起こした場面です。ちなみに，その直後，70歳代後半になる叔母から電話があり，リウマチで困っているとのこと——「それなら，分子標的薬っていう新しい薬がよく効くみたいだから，近くの○○大病院行ったらいいと思うよ」——「いやややそんなん，新薬なんて，最終兵器やろ？」…こちらは新薬がネガティブフレーミングになっているようです。

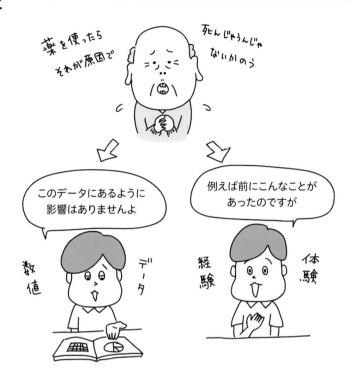

「薬を使っても寿命は
縮まらないんです」

VS.

「例えばこういうことも
あってですね…」

死亡直前期に鎮静薬やオピオイドを使っても予後に変わりはない…エビデンスではそうですが，「使った後に目の前で息が止まってしまった」人を見たら，やっぱり使ったからでしょ，という気持ちになります。この availability bias を逆手に取った説明を考えてみましょう。

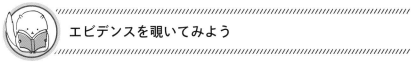

エビデンスを覗いてみよう

　そもそも死亡直前期に鎮静薬やオピオイドを使うと生命予後は短くなっているのか，これは今もって永遠の謎なのですが，今のところ，はっきり短くなるとした質の高い研究はありません。逆に，平均的に見ればあまり変わらなさそうという研究が多いです。

　例えば，日本の緩和ケア病棟で死亡した患者 2,426 名を対象とした研究では，持続的にミダゾラムの投与を受けた患者 269 名（11%）とそれ以外の患者の生命予後が比較されました [1]。ただ比べるだけだと患者の背景も何もバラバラですから，傾向スコアマッチングという方法を用いて，患者の背景を同じように調整して生命予後を比較しました。そうすると，鎮静を受けた患者でも受けなかった患者でも，入院してからの生命予後は変わらず，鎮静薬を使用した影響はありませんでした（ 図2 ）。

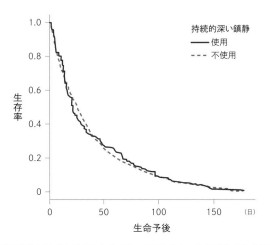

図2　鎮静薬を死亡前に使用した患者と，使用しなかった患者との生命予後の比較

「背景をそろえる」という視点は，研究上とても大事な考え方です。現在の医学研究のゴールドスタンダードは，「Aをした人と，Aをしなかった人で結果を比べる」という方法です。ランダム化比較試験では，Aをするかしないかをランダムに（くじ引きで）決めてから比較しますが，なんのためにそんなことをするかというと，Aをした人としない人との背景の違いをなくしたいからです。大人数の人を集めて，ランダムに2群に分けていくと，年齢も性別も，もともともっている病気も性格でも，なんでもだいたい同じように散らばりそうですよね。背景をそろえるためにランダム化という方法をとっていることになります。

　科学的なことだけでいえば，鎮静が生命予後に与える影響について知りたければ，「鎮静を受けるくらい苦しい患者」を対象にして，片群は鎮静を受け，片群は鎮静を受けない（鎮静以外の緩和治療をさらに強力に行う）ように，ランダムに割りつけて生命予後を比較すればいいのですが，普通に考えれば非倫理的で行われそうにありません。

　そこで，実臨床のデータを使った観察研究で鎮静の生命予後への影響をなんとか推定したいと国内外で研究が進んでいます。観察研究では，ランダム化比較試験のようにきっちりと背景をそろえることはできませんが，測定されている変数については2群の間でばらつきがなくなるように計算できます。今回の場合，生命予後に影響しそうな年齢，病気の種類，呼吸困難の有無，併用している薬剤といった背景を鎮静を受けた患者と受けなかった患者とで，「もし同じにしたとしたら，生命予後に違いがあるか」を計算することができます。

　今までのこの手の研究の一番大きな限界は，生命予後を数え始める起点が「入院してから」死亡までの日数で，鎮静を始めてからの日数ではないことです。鎮静をしても影響するのはおそらく数日だと思いますから，「入院してからの日数」といわれると差がないのは当たり前といえば当たり前な感じでもあります。そこで，この次に，患者が寝たきりになってから（Palliative Performance Scale が20になってから）の生命予後を比べるという研究をさらに行いましたが，これでも差はなさそうでした[2]。

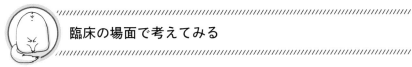

臨床の場面で考えてみる

　さて，臨床家にとっての本題は，医療者であれば見慣れた生存曲線があったとして，これをどうご家族（時には患者さん）に説明すればいいのだろうか，ということです。手術や抗がん剤の治療では，「平均して，寿命が2年ほど延びる効果があります」…これはなんとなく（実際のところ正しくはなかったとしても）イメージとしては伝えることはできると思います。しかし，もし，鎮静薬（時にはオピオイド）を使った直後に患者さんが亡くなってしまった場合，「いや，でも，使っていなかったとしても変わりないんですよ」「使ったせいじゃないんですよ」という説明はなんとなく言い訳じみていて，「なるほど，確かにそうですね」とは素直に納得されにくいと感じるでしょう。

　この原因を考えると，治療（原因になること）と結果（生存や死亡）との間の時間差が影響しています。つまり，治療の効果による生存は今行っている治療から将来の生命予後を比べるので，時間的な距離があって因果関係を直感しにくいといえます（ **図3** ）。

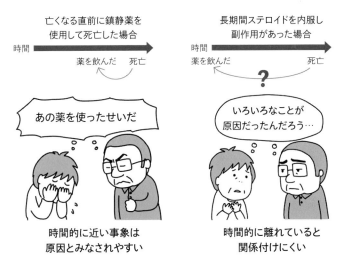

図3　時間的にすぐ起きたことはそのせいだと関連付けされやすい

一方，鎮静薬と死亡の関係は（起きるとしたら）使用した直後ですから，因果関係を直感的に感じてしまうといえます。風邪をひいて，「風邪によく効く漢方薬」を飲んで翌日治ったとしたら，飲んだおかげで治ったのかなと直感的に思う人もいると思いますが，厳密には，飲まなくてもちょうど治る時期だったのかもしれません。このような，因果関係を感覚的に感じやすい経験からの推論は availability bias と呼ばれます。もともとは，「統計的には本当に稀にしか起きない」ことであったとしても，知り合いに実際に○○になった（らしい）人がいる場合には，○○になる確率を高めに見積もる現象を指します。古典では，strong voice of neighbor（近所の人の声は強力だ＝自分の経験したごく稀な事象でも生じるように思われる）と呼ばれていました。

　筆者がこれまでに「寿命が短縮しなさそう」なことを説明した感触では，以下のような説明の仕方が効果的なようでした（この説明の仕方そのものに対するエビデンスはまだありませんが…）。

例えば…

「例えばこういうこともあってですね…。同じように苦しくて，何か睡眠薬を使うことになった人がいらっしゃいました。で，さて薬使おうと思っても，病棟にはないので薬を取りに行ったり，点滴に詰める準備をする時間がありますよね…。そうして準備している間に，（睡眠薬を使わなくても）準備している間にお亡くなりになったんです。何も使ってないのに，あれよあれよという間に亡くなられちゃって…。もしあの時準備がすぐにできて睡眠薬を使っていれば，『ああ，この薬使ったから亡くなったんだ』とみんな思ったと思うんですけど，あれ以来使ったから亡くなったとはいえないなって思うようになって…。医学的にみると，とても苦しくなるということは，身体の中で出血が止まらないとか，胃腸が破けたとか何かの変化があるってことですよね。そういう経験があると，睡眠薬を使った後にお亡くなりになったからといって，そのせいじゃない，苦しくなる原因そのものが亡くなる原因になるんだろうと思うようになったんです」

　これは，医療者の経験した1つの例を用いることで，「統計的に平均値に差がない」と言うよりも，より説得力があるように感じられるみたいです。個人の経験を話していますので，availability bias を利用しているともいえます。実際に，鎮静薬を使用した後のほうが呼吸が落ち着いたり，「思いが

けず」血圧も呼吸も安定することもありますから，平均しては，必ずしも寿命を短くする方向に影響するということはないでしょう。そんな「寿命に影響しなかった」自分の経験を，ありありと伝えるということも技術としてみなせそうです。

まとめ

状態の悪い時に鎮静薬やオピオイドを使う際，「寿命が縮まるかもしれない」ことをとても気にされている方がいれば，裏付けとなる統計的な現象を説明するよりも（に加えて），自分の経験した「1回の体験」を感情を込めて言うことで事実が伝わりやすいことがあります。

文献

1) Maeda I, Morita T, Yamaguchi T, et al.: Effect of continuous deep sedation on survival in patients with advanced cancer (J-Proval): a propensity score-weighted analysis of a prospective cohort study. Lancet Oncol, 17(1):115-22, 2016.

2) Yokomichi N, Morita T, Maeda I, et al.: Palliative sedation does not shorten survival in the last days of life in patients with advanced cancer: a propensity score-weighted analysis of a prospective cohort study. (submitted)

ビジネス傾聴

　筆者は意識的な「傾聴・反復」はほとんどしません。その代わり，今その人が何を意図してそう言っているのかは普段から意識するようにしています。「今言ったの，…っていう意味？」は日常的によく使う単語でもあります。やや日本語として不自然な反復スキル，「…痛いです」——「痛いんですね」，「食べられなくて弱っちゃって」——「食べられないから弱っちゃったと思うんですね…」。これがいい人もいるんだろうけど，筆者としては，業務としてやっている「ビジネス傾聴」のようで，自分が患者だったらちょっとやだなぁと思うところ。

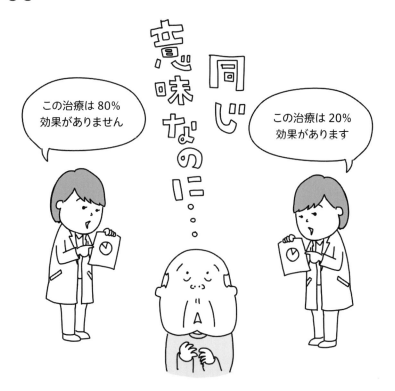

「80%無効です」

vs.

「20%有効です」

「ものは言いよう」の有名な話です。医学上の選択では，有効かどう
かを数字で説明されることがありますが，「80%無効です」と「20%
有効です」は同じ意味だと誰でもわかるのですが，それでも判断は影
響されてしまうという悲しい話。

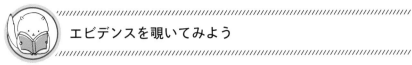

エビデンスを覗いてみよう

　有名な古典には外国の研究[1,2]があるのですが，せっかくなので国内で自前でやった研究を紹介します（結論は人間の普遍的現象ですので同じです）。

　1年以内にがん治療を受けた経験のある患者1,360名を対象として，どういう言い方なら治療をしたいと思うかを「ポジティブフレーム」と「ネガティブフレーム」という概念で聞いてみました[3]。ポジティブフレームというのは，有効率が70%だとすると患者の利益を強調する説明の仕方，つまり，「70%は有効です」ということを指します。ネガティブフレームというのは，患者の不利益を強調する説明の仕方なので，逆に「30%は無効です」と説明しました。仮の話ですので，有効率の想定を90%から10%まで，20%きざみで動かしています。

　結果です。有効率が高いほうが治療を希望する患者はもちろん増加しましたが，想定通り，いずれの有効率でもポジティブフレーム（治りますよ！）で話されたほうが，ネガティブフレーム（効果がないこともありますよ！）で話された時よりも治療を希望する頻度が高くなりました（ **図4** ）。人間の心理ってこんなものなのかと，少し愕然とします。

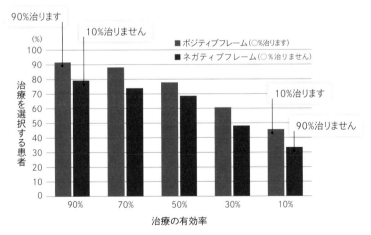

**図4　有効率をポジティブフレームで言うかネガティブフレームで言うかで
　　治療を希望するかが変わる**

もう1つ，有効率そのものではないのですが，臨床現場でよく用いられる言葉を調べてみました。抗がん治療の予測される効果を説明する時には，生命予後の長さで説明することもあるでしょうが，「奏効率」という言葉を使うことがわりと多くあります。奏効率というと「治る率」と紛らわしいですが，もともとは臨床試験の用語で，「（標的としている）がんの大きさが30%以上小さくなった状態が4週間持続する」ことを指します。なので，がんは小さくなったけどその後大きくなったとか，30%ぎりぎり小さくはなったけどそれ以上小さくならない（ちょっと小さくはなったけど，正直まだまだでかい…）とか，生命予後には関係ないという場合も含まれます。

　実験では，奏効率を表す言葉として，「腫瘍が縮小する可能性が○%です」と，「生命予後が延長する可能性が○%です」を並べてみて，治療を希望するかどうかを比べました。これも，有効率の想定を90%から10%まで20%きざみで動かしています。

　結果ですが，どのくらいの有効率であったとしても，「腫瘍が縮小する」という説明をされると最も治療を希望する人が多いという結果でした（**図5**）。実はこれは医学的には，「生命予後が1か月延長する」よりもハードルが低い効果の指標でもあります。

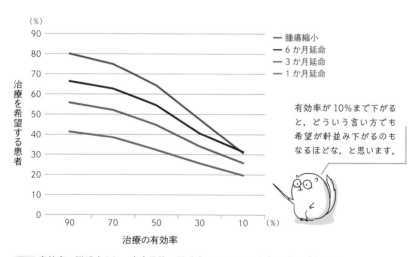

図5　奏効率で説明するか，生命予後で説明するかによって治療の希望が変わる

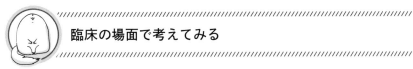

臨床の場面で考えてみる

　治療効果を生命予後や奏効率で説明することは緩和ケアの場面ではあまりありませんので，%を使って緩和ケアで説明をする場面として，治療薬の副作用で例示してみます。最もわかりやすい例として，オピオイドを処方する時の悪心・嘔吐のことを考えてみます。悪心・嘔吐が出る確率は30%くらいですので，まじめな人は，「30%くらいで吐き気が出ることがあって…」と説明するかもしれません。しかしこれは，そもそも患者に吐き気による苦痛を感じさせないという点ではかえって逆効果な可能性があります。よくないことが生じるかもしれないことを説明することによって，実際によくないことが生じることをノセボ効果といい，ノセボ効果を減らすためにフレーミングを利用することがすすめられるようになってきました〔詳細は➡ p.110〕。

　筆者は，うら若き頃は丁寧に説明していたほうだと思うのですが，年々，患者に「ネガティブな印象を与えない説明」をするようになってきました。こんな感じです。

例えば…

医療者「かなり痛みが強くなってきてますので，オキシコドンっていう麻薬製剤に変えましょう」

患者「麻薬??」

医療者「ああ…大丈夫です。ロキソニン® だと長く飲んでると胃腸とか腎臓が悪くなりますけど，麻薬はちょっと効きすぎても眠くなるくらいで内臓への副作用はありませんから，抗がん剤への影響も考えると今のうちに変えたほうがいいです」

患者「便秘気味なのが気になります」

医療者「ああそうですか，そうしたら，痛み止めってもともと下痢止めの作用もあって，便秘傾向になるので，"痛み止めを飲んでも便秘にならないように予防する"薬があるので，それも一緒に飲んでおきましょう～（↗気楽に上がる感じ）。あと，どんな薬でも一緒ですが，飲みはじめに少し気持ち悪くなる人がいますが，一緒に抗がん剤の吐き気止めでも使う予防の薬を飲んでもらうと，吐き気もまず大きな問題にはなりませんので，一式飲んでおきましょう～（↗）。今の薬よりも，よく効いて夜眠れるようになると思いますよ!!」(全体に，重すぎない感じで)

表2 麻薬性鎮痛薬の導入でのフレーミング

ポジティブフレーミング	ネガティブ（になりうる）フレーミング	コメント
（麻薬 ??）ああ…大丈夫です。	麻薬というとご心配ですか？	心配ですかと聞くことで，かえって心配になるほどのことであるとの認識を共有することになる。
ロキソニン® だと長く飲んでると胃腸とか腎臓が悪くなりますけど，麻薬はちょっと効きすぎても少し眠くなるくらいで内臓への副作用はありませんから，抗がん剤への影響も考えると今のうちに変えたほうがいいです。	ロキソニン® が効かなくなると，より効果の強い麻薬製剤を用います。麻薬製剤には便秘と吐き気の副作用があります。	「効かなくなると飲むもの」ではなく，ロキソニン® の副作用を減らすことのできるメリットを強調。医学的には，「便秘」も内臓への副作用ではあるが，一般的な認識に合わせて説明。
痛み止めってもともと下痢止めの作用もあって，便秘傾向になるので，"痛み止めを飲んでも便秘にならないように予防する"薬があるので，それも一緒に飲んでおきましょう。	痛み止めを飲むと便秘の副作用があるので，下剤を一緒に出します。	便秘という「副作用」を「下痢止め」という効果として言い換え（実際，アヘンチンキやモルヒネはロペミン® が出る前は下痢止めとして使われていました）。下剤を飲むというさらに（副作用があるかもしれない）治療を追加することを，便秘にならないように予防する，と言い換え。
一緒に抗がん剤の吐き気止めでも使う予防の薬を飲んでもらうと，吐き気もまず大きな問題にはなりませんので，一式飲んでおきましょう。	吐き気が30%の人に起きますので，予防の薬を飲むようにします。	「吐き気が30%で生じる」を，「予防のための対策もすればまず大きな問題にはならない」と言い換え。「生じない」だとうそになるので，「大きな問題にならない」や「大丈夫」としている。
よく効いて夜眠れるようになると思いますよ!!	効果がなければ増量します。	効果があると見込まれること，痛みが取れるせいで何か今できないことができるようになるというポジティブなフレーミングを使用。

　こんなに一気には喋りませんが，相手の具合をみてエッセンスとしてはこんなことを話します。フレーミングの技法が所々に使われていることに注目してください（表2）。患者さんとの信頼関係や相手の考えにもよりますので，この通りに言うと「軽すぎる!!」となって怒られることもあるので，ちゃんと相手をみて考えてほしいのですが，要点としては，望ましいことが決まっていてそれに向けて患者さんにすすめるならば（患者さんにとっ

てみたら他の選択肢は通常はないのであれば），フレーミングを使ってよくないことに必要以上に気をもまないようにするのも重要な技術であると筆者は考えます。

特に本書の読者には薬剤師さんもいらっしゃると思いますので，副作用についてうまくフレーミングを用いることで，患者さんが安心して薬を飲めるような技術を意識するといいかなと思います。

ところで，今回挙げたエビデンスのおおもとになっている抗がん治療やあるいはいわゆる延命治療の効果を話す時に，％をいずれかのフレーミングを意識して話すことについては，筆者は慎重派です。どちらかに誘導したいと思えば，言い方で誘導できてしまうということですから，ちょっと怖いですね。もし自分が何かのフレーミングを意識して説明するなら，「両方言う」というストラテジーを使うと思います。

まとめ

「20％効く」と「80％効かない」は，小学生がみても同義とわかりますが，人間の行動では違うものとして受け取ります。使う場面によりますが，フレーミングを利用することで，変に誘導するのではなく患者さんの幸せが増える方向に工夫することができます。

文献

1） O'Connor AM: Effects of framing and level of probability on patients' preferences for cancer chemotherapy. J Clin Epidemiol, 42(2):119-26, 1989.
少しわかりにくいですが，同じ趣旨の論文を N Eng J Med に出しています（下記）。

2） McNeil BJ, Pauker SG, Sox HC Jr, et al.: On the elicitation of preferences for alternative therapies. N Engl J Med, 306(21):1259-62, 1982.

3） 吉田沙蘭，平井 啓，佐々木周作，他：治療に関する説明のフレーミングが患者の治療選択におよぼす影響に関する研究．日本サイコオンコロジー学会総会プログラム・抄録集，31:224，2018.

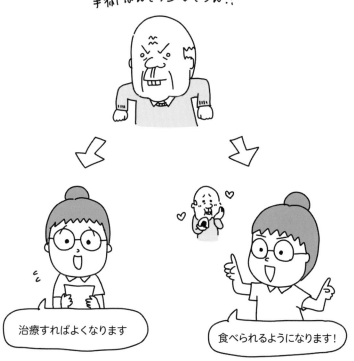

前提なしで話し合う

VS.

話し合う前に想定される
予後を見積もる

人は見たいものしか見ない…なかなか厳しい現実ですが，患者さんやご家族に説明するというよりもカンファレンスでよく出合う1コマを見てみます。focusing effect と呼ばれています。

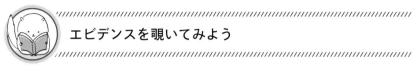

エビデンスを覗いてみよう

　集中治療の研究領域になりますが，630名の集中治療医を対象としたシナリオ研究です[1]。医師はある患者のシナリオを示されて，「この患者に生命維持治療を手控えることを検討するか」について，しないだろう〜するだろうの5件法で回答が求められました。医師がランダムにいくつかの群に割り付けられて，片方の群では，回答を求められる前に，「患者の生命予後を予測してください」という課題に対応しました。集中治療領域では，患者の余命予測はかなりの精度でできるようになっており，Mortality Probability Model II - 72hours（72時間の死亡率を予測する方法）を用いて，患者の推測される生命予後が提示されます。

　結果はなかなかインパクトがあるものです（**図6**）。図の横軸が患者の生命予後の予測を30％から100％に変更したもので，縦軸が「治療を手控えることを検討する」と回答した医師の割合です。全体に，患者の生命予後を予測する作業をさせたほうが，医師が「治療を手控えることを検討する」頻度が上がっていました。死亡する確率が80％以上と高くなるとあまり変

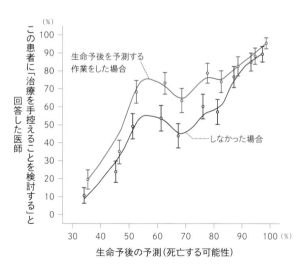

図6　患者の生命予後を予測するという作業をすることで，医師がとろうとする行動が変わる

わりませんが，特に真ん中あたりでは，患者の状況は変わりないにもかかわらず（同じ状態の同じ患者について聞いているにもかかわらず！），医師が予後を予測するという作業をあらかじめしただけで，とる行動が変わったという結果でした。

これは focusing effect として知られている現象で，人は，何か 1 つの情報に集中することによって直後の判断に影響を受けるということです。この研究では，家族とのカンファレンスをする前に，医師が患者の回復の見込みについて予測式を用いるなどして共有したほうがいいだろうと結論しています（が，そこまでは本書では scope 外として，現象だけ見てください）。

もう 1 つ，似た現象としてアンカリング効果と呼ばれるものを紹介します[2]。婦人科腫瘍の専門医を対象とした簡便な調査を行いました。ある卵巣がん患者の生命予後を予測させる質問を行いましたが，患者さんが①「あと 2 か月は生きたいなぁ」と言っているという表現がある場合と，②「あと 2〜3 年（30 か月）は生きたいなぁ」と言っているという表現がある場合とにランダムに割り当てられました。

この結果もそんなことほんとにあるのか!! と思うのですが，医学的には同じ状態，同じ患者であるにもかかわらず，患者さんが長く生きたいという場合では（患者さんが短めの希望をするより）生命予後を長く見積もりました（ 図7 ）。これと同じ研究は他にも複数あり，専門知識のない患者や家族ではなく，経験の少ない学生や研修医でもなく，疾患の専門家であっても，アンカリング効果の強いバイアスからは「逃れることができない」というのが面白いところです。

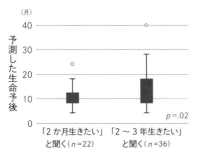

図7 経験のある専門医でも外からの情報にまどわされる現象

focusing effect とアンカリング効果は少し違いますが，自分が決めたつもりのことも実は言われたことに影響を受けているという意味で同じに扱いました。

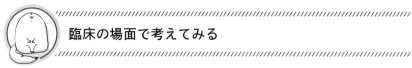

臨床の場面で考えてみる

　緩和ケアの実臨床上で本研究の知見のベースとなっている focusing effect がいかされる場面は幅広くあります。2つの場面を例示してみます。

　1つは，患者さんやご家族とお話ししている時。今苦痛のある患者さんやご家族が，「もう何の治療もしなくていいんです」という「希望」を表現されている時に，「ああそうですか，苦しそうだから無理ないよね，と納得する」こともできますが，もし治療によって回復する確率がかなり高いにもかかわらず，治療を「希望しない」という判断をしているとしてみたらどうでしょうか。その希望は今の苦痛に考えが focus されてしまってゆがめられた「希望」かもしれません。つまり，今の苦痛が意思決定に大きな影響を与えすぎている可能性があります。今ある強い苦痛に focus した結果，将来に得るかもしれない利益（治療の結果，苦痛も改善するし身体自体も回復する）を過小評価していることがあります。アンカリングという点では，医師や誰かが「○○する治療が普通ですけど…」のような標準的な対応とみなせることを言うと，その提示に引き寄せられるということもあります。

　筆者が実際に思い出すのは，初診時に直腸閉塞・腸閉塞で見つかった直腸がんの方が，人工肛門を造設する手術をすれば苦痛もなくなり，全身状態も回復するのに，かたくなに治療を拒まれるということがありました。（いろいろな背景があるのですが，ここでは少し単純化して説明すると，）今苦しいことに直面していると，「大丈夫，治療すればよくなりますよ」という見込みをかなり少なく感じているようでした。「とても症状がなくなるとは思えない」「今こんなに苦しい」「何もしなくていいから，痛みだけ取ってほしい。眠らせてほしい。治療も点滴もすぐにやめてほしい」とおっしゃっていました。医師や看護師は，「希望しないんだ，そうなんだ」でおしまいにするのではなく，「ちょっと待て，何か心配事を過大評価して，利益を低く見積もりすぎているんじゃないかな」と一歩止まって考えることにして，今の苦痛に向いている患者さんの意識を「手術したらこうなる，という将来」を具体的にイメージできるように向けていきました。

医療者「今，おなかが張って苦しいと思うんですけど，手術するとたまっているのが外に出るのでなくなるんですよ」

患者「ほんとに?」

医療者「ほんとですよ。お腹がへこんでくれば，ものも食べられますから，点滴も外せます」

患者「点滴も ?!」

医療者「その時点でもちろん痛みはなくなっています」

患者「え ?? 痛みはそのままなんじゃないの?」

医療者「痛いところをそもそも手術で取っちゃうから痛い原因がなくなるんですよ」

患者「ああそうだっけ…そうか」

医療者「痛くなくて，食べられるから。自分で動けるようになりますよ」

患者「動けるんだ…」
（費やす時間としては最後の 1 行に達するまでに 4 時間くらいかかるイメージです）

focusing effect はかなり強力な作用で，対抗するためには，1 つひとつ丁寧に「イメージに働きかける」という作業をしていく必要があります。いつも「うまくいく」わけではありませんが，将来のメリットを具体的にイメージできるように説明していく，という方針をもつことでその影響を和らげることができます。

もう 1 つ，focusing effect を感じやすいのは，カンファレンスでしょうか。カンファレンスではちょっとは異なる意見が出てほしいと思うので，みんなが完全に同じモードになっている場合，「あれ，おかしいな」と考えることも必要な時があります。

みんなの意見
「末期だから（苦痛がなく穏やかなほうが）」
あれ，おかしいなと考えてみる
「いや，患者さんはどう思ってるのかな（リーマンショックの時も必死にやってお店を持ち直したって言ってたから，病気に対しても最後までがんばりたいかも）」

みんなの意見
「○○さん，下肢麻痺だから（動けないことを受け入れてもらう方向に）」

あれ，おかしいなと考えてみる
「いや，患者さんはどう思ってるのかな（アスリートとしてもう一度やれるようになりたいというのが本心かも）」

みんなの意見
「ホスピス予約したから（亡くなることについてはよく納得されたんだろうな）」

あれ，おかしいなと考えてみる
「いや本当にみんながみんな，そうなのかな（みんながすすめるから仕方なく予約しただけかも）」

…といったあたりが，筆者がよくみる「何か1つの現象に注目しているために，本当の患者さんやご家族の気持ちを把握しないままにカンファレンスが進んでいく状況」です。医療者がfocusing effectの影響を受けていないかを知るためには，患者さんやご家族はどう思っているのかを言葉で本人に確認したか，に戻ることが基本です。

まとめ

不思議だなと思う意思決定をする場面に出合った場合，何か1つの情報に引っ張られすぎていないかを考えてみることが大事。これは，患者さんやご家族もそうですが，僕たち医療者にもいえること，というお話でした（日常生活にもいかせます）。

文献

1）Turnbull AE, Krall JR, Ruhl AP, et al.: A scenario-based, randomized trial of patient values and functional prognosis onintensivist intent to discuss withdrawing life support. Crit Care Med, 42(6):1455-62, 2014.

2）Shalowitz DI, Schorge JO: Suggestibility of oncologists' clinical estimates. JAMA Oncol, 1(2):251-3, 2015.

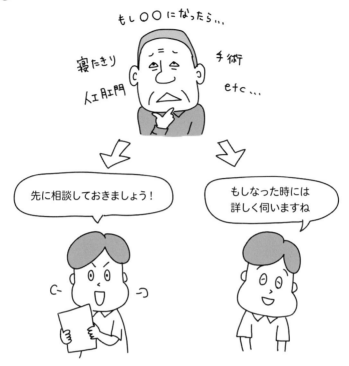

「○○になった時のことを相談しておきましょう」

vs.

「なったらなった時にまたお聞きします」

アドバンス・ケア・プランニング（ACP）ばやりで，「○○になった時のことを相談しておきましょう」みたいなことをよく言うけれど，そもそもそんな先のことを今話し合っておけるものなのか？に関する古典的な研究をいかにして役立てるかを考えてみます。

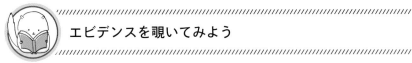

エビデンスを覗いてみよう

1つ目の研究は，「将来についての患者の希望はこの先も変わらないものか」の研究——同じ課題の研究を統合した系統的レビューを見てみます。終末期に受けたい治療の希望が一定期間経った後も同じかを調べた24編の研究をまとめています[1]。総じてみて，全体の70%くらいの患者では希望は変わりませんでしたが，30%くらいの患者では元気な時に考えた希望は，時間が経つと変わりました（**図8**）。図の○の場所が希望が変わらなかった人の割合（%）です。上の4つの研究が（必ずしも今深刻な病気というわけでもない）高齢者，真ん中が外来患者，下が入院患者で，全体的には，上のほうが病状は軽く，下のほうが病状は深刻になっています。病気が差し迫っていない人では，より希望が変わることがわかります。だいたいは変わらないとはいえ，20～30%の患者では希望が変わるようです。

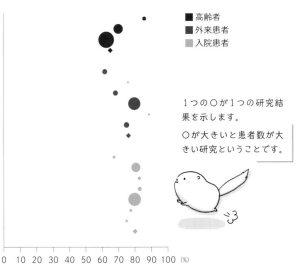

図8 **終末期の治療の希望が変わらない患者の割合**

2つ目は，disability paradox と呼ばれる有名な研究の1つです[2]。そもそも人間が，「今の状態から，起こってもいない将来のことを想像して決めておけるものなのか」が中心の疑問です。人工肛門を造る「前」の患者，造った「後」の患者（と一般の人）を対象として，人工肛門を付けたとしたらどれくらい自分の生活の質が下がるかを比較する目的で行われました。

評価方法が少し難しいのですが，Time Trade-off 法（時間損失法）と呼ばれる方法で，「健康を損ねた状態で10年生きられる場合，健康な状態で何年生きることができたら同じ価値があるか？」を質問します。期待効用といって，答えた年数/10の数値を比較します。効用比が1ならその状態はなんら人生に影響していないということで，0.5であれば「寿命が半分になってもいいくらいに重要なことだ（障害として重い）と考えていることになります。今回の場合，「もし人工肛門なしで10年生きられると考えた場合，人工肛門を付けた人生は何年分と同じ価値になりますか」と質問しています（この質問自体が変だなぁと思う人もいると思いますが，心理学ではよく見る方法と思ってください）。あわせて，「あなたの人生において，排泄のことはどれくらい大事ですか」という質問をしています。

結果です（表3）。人工肛門を付ける前の患者・一般の人では効用比が約0.6，手術後の患者では約0.8でした。これはおおざっぱにいって，「完全に健康で10年生きること」と同じ価値なのが，手術前だと6年，実際に手術を受けて人工肛門を付けてみると（そう悪いことではなく）8年ということを指します。排泄の重要性も5/7点くらいから3.6/7点へと相対的に重要性が減りました。人間は実際に何かを失う前のほうが，失った後よりも喪失の影響を大きく見積もるということで，disability paradox と呼んでいます。

表3　人工肛門を付ける前に思っていたことは，それほど不便ではなくなる

| | 人工肛門を付けた患者 | | 付ける前の患者 | | 一般の人 | |
	平均	標準偏差	平均	標準偏差	平均	標準偏差
時間損失法の効用比 (0-1)	.84	.24	.64	.35*	.63	.36*
排泄はどれくらい重要か (1-7)	4.13	1.70	4.46	1.45	4.21	1.50

* $p < 0.01$

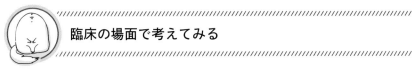

臨床の場面で考えてみる

アドバンス・ケア・プランニングの講演や本を読んでいると，「気持ちは変わるんです」「変わるんだから，決めなくていいんです。変わったら変わったでいいんです」ということをよく聞きますが，その学術的な基盤がこのあたりになります。

希望の安定性というわりと即物的なことだけを見ても，実際に希望が変わる患者さんは一定数いることがまずわかります。何で希望が変わるのかという理由のすべてがわかっているわけではありませんが，よくよく考えた，勉強した，誰かと相談した，事情が変わったなど普通に想像できることもあるでしょう。少なくとも一部を説明できるのが disability paradox で，普通の言葉で言えば，「たいていのことは，実際になってみると健康な時に思っていた時ほど，悪くない」ということです。

例えば，むちゃくちゃ元気な時に「寝たきりになったら生きてなくてもいいや」と言っていても，実際に動けなくなってみると健康的な時には感じられなかった「小さなこと」が幸せに感じられる——お酒を普通に飲めたり，家族の作ってくれたなんてことないお味噌汁がとってもおいしく思えたり…。そのおかげで，どのような状態でも人は幸せを感じることができます。健康な時にはその価値には気づかなかったことのありがたさに気がつくともいえます。筆者の経験では，「冷たいお水一杯が飲めるのがこんなに幸せだと思わなかった」とおっしゃる方が多いように思います。なんにせよ，人は何かを失うまでは「失ってしまったとしたら自分の人生はかなり質が低くなるだろう」と考えますが，実際に失った後では，失ったこと以外に価値や楽しみを見出すことができます。

さて，臨床現場でこの知見をいかした対応ということでまず思いつくのは，「あの人，言うことがすぐ変わっちゃって困るー」とか思わないこと。状況が変わって，実感が変われば考えが変わるのは当たり前です。

自分だって，あ〜今日はお魚にしよ，お魚と日本酒だな…と思っていたけど，暑さにやられて，ビールだ!! ビールとポテトで!! となることはまあ

あるでしょうが，いちいち，「なんで気が変わったんだろう」とか思わない
ですよね。「考えは変わって当たり前」というのが，研究知見が示している
事実です。

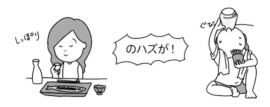

　患者さんとのコミュニケーションでは，こんな感じです。

医療者「今，とりあえず想像ができる範囲では，もし○○になった場合，どのようなこ
　　　とを希望されますか?」

患者「そういう時はね，もう決めてましてね，△△にしてほしいと思ってるんです」

医療者「そうなんですね。頭にとめておきますが，もしそんな感じが近づいてきた
　　　ら，その時の実感によっても変わるかもしれませんから，また伺いますね」

　このあたりが妥当なところでしょう。人は経験していることしか決められ
ない（ゆらいで当たり前――よりもさらに人間の本質的に），ことを認識して
おくことはとても大事なことだと思います。

まとめ

終末期の治療の希望がちょくちょく変わっても問題ない，状況の変化
に合わせて決断も変わったんだなと思えるところが大事です。

文献

1）Auriemma CL, Nguyen CA, Bronheim R, et al.: Stability of end-of-life preferences: a systematic
　　review of the evidence. JAMA Intern Med, 174(7):1085-92, 2014.
2）Smith DM, Sherriff RL, Damschroder L, et al.: Misremembering colostomies? Former patients give
　　lower utility ratings than do current patients. Health Psychol, 25(6):688-95, 2006.

長めのColumn

スキルはなくても相手をわかろうとする
気持ちがあればそれでいい

緩和ケアにおけるコミュニケーション
について考えてみる

　SPIKES から SHARE，Serious Illness Conversation Program（SICP），VITAL talk，看護職なら NURSE と，何かとコミュニケーションスキルばやりです（表1）。でもなんでもいいんだけど，「コミュニケーションスキルトレーニング」をがっちり受けた人なのに（に限って？），対人関係のトラブルが絶えないのはなぜなのかと思う今日この頃…。いや本気の実話としてしまうと，「え？ 誰のこと？ まじまじ??」となるので，ありそうな虚構ということにしておきたいところ。コミュニケーションにおけるスキルについてちょっと考えます。

表1　代表的なコミュニケーションスキル

SPIKES と SHARE	bad new を伝える時のスキルとして最も古くに開発された。SPIKES は時系列で並んでいるが，SHARE は要素ごとなのでややわかりにくい。エッセンスは同じ。Backman R が経験的に提唱した SPIKES を念頭に，内富庸介・藤森麻衣子が日本の実情から研究して SHARE として構築した。コミュニケーションスキルトレーニングのコースがある。
Serious Illness Conversation Program (SICP)	ACP を前提としたスキルとして，現場のニードを踏まえた上で臨床試験で用いられるものとしても開発された。開発者は Bernacki RE (Harvard 大学)で，日本語版は木澤義之・竹之内沙弥香・森雅紀らが翻訳している。どの疾患でも利用でき，外来での利用が想定しやすい。
VITAL talk	幅広いスキルで，比較的時間の限られた臨床（救急を含む）での利用を想定。ホームページで随時情報を更新して COVID-19 にも対応するなど即応力を見せている。 VITAL talk ホームページ　https://www.vitaltalk.org/ VITAL talk JAPAN ホームページ (facebook 上) https://www.facebook.com/vitaltalk.jp/photos/a.10805793088 5196/128904518800537

コミュニケーションスキルの中にある
意図をわかろうとする仕掛け

　コミュニケーションスキルと呼ばれているものが有用だなと多くの人が感じるのは，意図をわかろうとする仕掛けが含まれているからだと筆者は思っています。

　「SPIKES（Setting, Perception, Invitation, Knowledge, Empathy, Strategy & Summary）のP（患者の認識を聞く）が，K（説明する）の前にある意義は，医療関係者は往々にして，「相手がどう思っているかと関係なく」，自分が正しいと思うこと・必要だと思うことをひたすら話し始めるからに違いない。医療者に限らず，（へたな）営業でもそうかもしれません。「これ，動画もストリーミングできますし，○○も△△できるんですよ!!」と嬉しそうに言われても，知らないので○○も△△も意味がわからず…ということはこの年齢ではよくあることです（筆者が携帯電話に求める機能は，画面が反射しないこととバッテリーが長持ちすることだけ）。

　医療者でいえば，相手の大事にしていることを踏まえて説明する，心配していることに沿って少しだけ手を差し出す感じ，という場面を想定してもらうといいかなと思います。

　筆者が研修医の頃にはBackman Rの名著『真実を伝える——コミュニケーション技術と精神的援助の指針』（恒藤暁 監訳，診断と治療社，2000年）もありませんでした。筆者が編み出したのは，面談する最初に「今日は病状のこと説明していきますけど，最初に，今日はこれを聞いておきたい，あれが心配なんだけどということはありますか？」と聞く方法でした。これに気づいたきっかけは，「よ〜し，今日は予後が限られていそうだとちゃんと話しとかなきゃ」と（善意で）思っていたのに，いざ話し出してみると，なんだか怪訝な顔…。ちょっと聞いてみると，「で，いつになったら元気になりますか？」…なぬ？ そこ？？のような現象をちらほら体験したことです。

　最初に患者の認識を聞くようになってから（筆者の場合，認識は不自然な気がするので，一番聞いておきたいことを聞くようにしています），いきなりギャップが大きいということは減って「すり合わせができればいい」と考

えるようになりました。その後，SPIKES という概念に出合って，あ〜〜これ，これ，これ，編み出したやつ，と思ったのです。

　小澤竹俊先生（めぐみ在宅クリニック院長）の傾聴・反復スキルも人気です。概念的には，相手がわかってもらえたという気持ちになることが目標なので，「わかってもらえた」と思うためには，傾聴・反復だけが方法ではありません。にもかかわらず，傾聴・反復がいいと多くの人に思われるのは，医療者の「いきなり説得調，いきなり解説，いきなり立ち去り」を防ぐ作用があるためのように筆者には思われます。スキルを使っている側に，相手の発言の意図をわかろうとする気持ちはないかもしれません。それでも，まだ，いきなり説得調・解説・立ち去りよりは，わかってもらえているかも…という気持ちになるように思います。本来であれば，意図をわかろうとするということが本質なのでしょうが，生まれついてそもそもそれができないというか「わからない」一定数の人間がいることも事実です。相手をわかろうとすることがどういうことかが生まれついて「わからない」人に自然なコミュニケーションを求めるのは酷であり，スキルは身を守るすべになるともいえます。

わかろうとする気持ちがないスキルは不毛

　筆者がコミュニケーションの中核に据えていることは，コミュニケーションの上で（というか，人間社会で生きる上で）最も大事なことは，「相手が今何を考えているのか」（気にしているのか，一番の関心事項なのか）を知ろうとすることです。

　どこへ行っても，あれなんだか心地よいなぁと接してくれる人はいるものです。そう高級というわけでもないイタリアンに行って，「ちょっと寒いけどわざわざ言うほどじゃないなぁ…」と思っている時に，すっとオーナーシェフの奥さんが近づいてきて，「少し寒いですか？　何かお持ちしますか」とか聞いてくれたら，味がどうであったとしてもいい店だと思います（もっとも，そういうお店は料理も丁寧でおいしい）。こういう人は，何とかスキルトレーニングを受けているわけでも，意識してスキルを使っているわけでもないでしょうが，長年の経験やもって生まれた気配りで対応するのだ

表2　コミュニケーションスキルの本質

- スキルは手段であって，目的ではない
- 相手をわかろうとすることが本質である
- 相手は自分とは違うんだという合点が必要である
- 相手をわかろうとすることがどういうことかが生まれついて「わからない」人に，自然なコミュニケーションを求めるのは酷である

と思います。

　最近メルカリを始めて，「どうやって郵送するか」がわからなかったので，セブン-イレブンに行って発送していた時のこと…。「この人，始めたばっかりらしい」となんとなく察してちゃかちゃか手続きしてくれる人もいるかと思うと，いきなり説明し始める人もいます。厚みが2.5 cmを超えると送れないという決まりがあるので，店頭で「ちょっと物差し貸してくれない？」と聞くと，頭の切れそうなお兄ちゃんは，「何に使うんですか？　当店はヤマトさんの中継をしているだけなんで測れないんですよ」，(…いや，ここでサクっと測って厚そうなら持って帰るだけじゃん…と心の声)，「コンビニは測っちゃダメなんですよ。あとでもめるもんで(僕，詳しいんですよ！)」。メルカリの発送くらいなら生き死にには関係ないので，なんか感じ悪いやつだな，来ないようにしよう，くらいですみます。でも，おいお前，日常生活もそんなんだったら，もう少し人が「なんでそういうこと言うのか」を気にしたら，もっと人間関係が円滑になるよ，と心の中でひっそり思ったりもします。

　繰り返しますが，コミュニケーションスキルの本質は何か，1つだけ挙げろと言われたら，筆者は「相手が今何を考えているのか」(気にしているのか，一番の関心事項なのか)に気を配ること，と思います。自分が言いたいこと，ではなく，相手の言いたいことを中心に据えるということです(表2)。

手段を目的にしてはいけない

　コミュニケーションスキルは，何かをよくしたいという目的のための手段です。スキルを何も使わずとも，患者さんも相手も周りにいる人も，みな

が笑顔であればそれで何の問題もありません。スキルを身につけよう！　と思って，自分の身についた方法をスキル通りに無理に変えようとする必要もありません。スキルがなくても，(自分ではなく，周りから見て)コミュニケーション上手ならそれに越したことはないのです。いまひとつということであれば，スキルは身を守る手段の1つになるだろうくらいの位置づけがいいと思います。本質は，相手は自分と違うこと，だから相手の考えていることを理解しようと思うこと，だと思います。

2章

患者の死に備える

おどかさず
心構えも促すには?

患者さんの死が差し迫っている時のご家族をびっくりさせずに心の準備を促すための，ああいう vs. こういう を考えます。

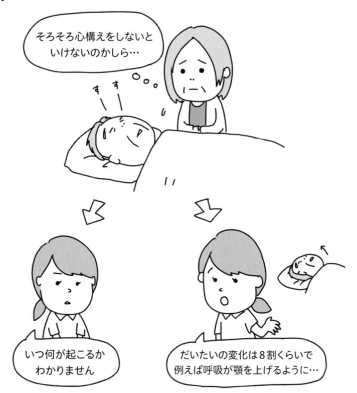

「いつ何が起こるかわかりません」

VS.

「だいたいこういう変化が起きてきます」

「急変に備える」という文脈で，そろそろお看取りが近い状態になってきた時，家族にも心構えをしてもらったほうがいい状況は多いと思います。その時，つい医療者の口から出るのが「いつ何が起こるかわかりません」。これはいいのかな? を考えます。

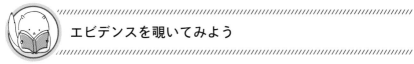

エビデンスを覗いてみよう

　そもそも「急変」はどれくらいの頻度で起こるのかということですが，急変の研究という領域があります。

　わが国の緩和ケア病棟 23 施設の多施設前向き研究で，1,896 名の患者で「急変」が起こったかどうかを観察しました[1]。急変の定義はまだ決まったものがないので，国際的に提案されている 4 つの定義をすべて使って，当てはまるものを調べました（表1）。

　急変の頻度を計算したものが 図1 になります。観察期間中に亡くならなかった患者についても「もしその患者が生きていたら急変は起こるのか」も加味して急変が起こる確率を計算しています。そうすると，急変が起こる頻度は，「KPS（カルノフスキーの一般全身状態スコア）が 50 以上の状態から 1 週間以内に生じた死亡」では 6% くらいでしたが，その他の急変は 10% 前後で生じていました。

　これは終末期であることがわかっている緩和ケア病棟の患者だけを対象とした研究ですので，急性期の患者も含めるともう少し頻度が高いと思います。そうすると，少なく見積もって 10%，場合によっては 15〜20% くらいの患者に「急変」が起きるのではないかと思います。

表1　急変の定義

rapid decline death （1〜2 日での死亡）	状態が悪くなってから 1〜2 日で死亡
surprise death （驚く死亡）	担当医（緩和ケア医）が驚いたと回答した死亡
unexpected death （予期できなかった死亡）	担当医（緩和ケア医）が予期していなかったと回答した死亡
PS-defined death （動けていたが 1 週間以内の死亡）	KPS が 50 以上の状態から 1 週間以内に生じた死亡

＊ KPS：Karnofsky Performance Status

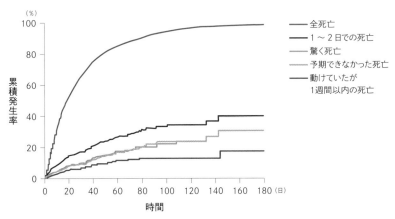

	30日の累積発生率 (95%CI*) (%)
全死亡	64.9 (14.8-67.1)
1～2日での死亡	16.8 (14.8-19.0)
驚く死亡	9.6 (8.1-11.4)
予期できなかった死亡	9.0 (7.5-10.8)
動けていたが1週間以内の死亡	6.4 (5.2-8.0)

＊ CI：confidence interval，信頼区間

図1 急変の頻度

図でだんだん発生率が上がっているのは，期間中生存で観察が打ち切りになった人に対しても，生じる確率を計算しているからです。30日くらいのところを見てください。

　ここまでは予備知識。ここからが本題ですが，10%程度の急変が起きることをどう伝えるか？ に関して，患者が数日以内に亡くなることについて家族がどういう説明を受けたか，説明に満足しているかを調べた研究を見てみます[2]。この研究では，818名のがん患者の遺族に質問紙調査を行い，死亡数日前にどういう説明を受けたかを聞いて，説明に対する満足度（のようなもの）に関係した説明の仕方を統計的に求めています。

表2 死亡が数日以内に迫っていることを家族に説明する時に使う言葉についての家族の評価

変数	オッズ比	p
どういう徴候があれば死亡が迫っているかの具体的な説明	0.67	0.004
どのくらいの時間,患者と話ができるかの説明	0.67	0.004
いつ何が起こるかわかりませんと言われた	1.45	0.033
説明が具体的でなかったので,先々どうなるかわからなかった	1.77	< 0.001

「いつ,どうなるかわからない」と説明した医療者は,1.45倍,話し方に「改善が必要である」と評価されたという意味です。

　結果です(表2)。家族の満足に関係していたのは,「どういう徴候があれば死亡が迫っているかの具体的な説明があった」(下顎呼吸とかチアノーゼとかのことです),「どのくらいの時間,患者と話ができるかの説明があった」でした。一方,「いつ何が起こるかわかりませんと言われた」「説明が具体的でなかったので,先々どうなるかわからなかった」は不満足につながっていました。「いつ何が起こるかわかりません」は英語圏では,excessive warning of impending death という言葉としてまとめられますので,洋の東西を問わず,「いつどうなるかわからない──怖っっというのはよくある現象なのでしょうね。まとめると,死亡前数日であることを説明するとしたら,使ってだめな表現は,「いつ何が起こるかわかりません」「先々起こることはわかりません」,伝えるべきことは,①どういう徴候があれば亡くなる時期が迫っているか,②どのくらいの時間患者と話ができるか,だといえます。これに,急変の確率を少し取り入れてもいいでしょう。

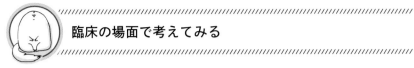

臨床の場面で考えてみる

　筆者が経験的に行っていた説明に少し今ふうのエビデンスを入れてみると，以下のような感じになると思います。

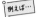

医療者「○○さんの具合も（見ての通り）悪くなってきたので，日の単位（数日という状態）のように思います。もしその時になったら立ち会っておきたいというご希望は…?」

家族「私と娘は立ち会いたいと思っています。息子は仕事がありますので，お別れはしたつもりでいて，その時には間に合わなくても仕方ないと話していました」

医療者「そうですか。ずっと付き添われているとしても，何か目安がないとずっと見ていて緊張が解けないので，だいたいの変化の目安をお話ししておきましょうか?」

家族「お願いします」

医療者「まず，おおまかにいって，だんだんの経過で亡くなられる方が8割くらい，急に，あれ，さっき息してたのに…気がついたらすっと息が止まったという方が2割くらいになります。急に，というのは横でお休みになっていたとしてもわからない時があって，そういう時は，気づかれないうちに逝きたかったのかな…というように僕たちは思っています」

家族（なるほど…）

医療者「だんだんの経過の時は，呼吸がこう顎を上げるような仕方に変わってきて（下顎呼吸の身振りをつける），そうこうしていると，指先を握るとあれ，ちょっと冷たいかなと感じるようになります。呼吸の変化，手足が冷たい，そういう変化が出てくるといわゆる危篤という状態で，数時間から半日くらい，がんばられる方で一両日という感じです」

家族（なるほど…）（ご家族の様子やわかってるかな，もうこのへんでいいかなという様子を見ながらお話しします）

医療者「今はまだお話しできていますが，そうやってだんだんとお話しできなくなっていきますので，ちゃんとお話しする，見て誰かわかるという時間は今日より明日，明日より明後日のほうが厳しくなってきますので，話したいこと，聞きたいことは早めのほうがいいです」

（この後は，具体的な質問に1つひとつ答えます）

　筆者は医師が話すようなトーンで文章を書きましたが，実際上は医師が
だいたいの説明をした後，看護師がご家族の気持ちに合わせて補ってくれ
るところも多いと思いますし，お看取りの場面はむしろ看護師が中心に
なって説明する施設も多いと思います。要点としては，急変は2割くらい，
8割は徐々に変化がみられて，意識の低下，呼吸の変化，循環の変化が来
る見通しをお伝えしています（何が起きてもおかしくありません！ではなく）。

　以前，「いつどうなってもおかしくありません」と言われています，とい
うご家族に，「ああ，それは気が気じゃないですね，どんなことが起きると
か，何か心配されていますか」と聞いたことがありました。その患者さん
は腹水でお腹がぱつんぱつんだったのですが，「あのおなか，いつかはじけ
るんですよね…もう怖くて怖くて…夢に見るんです」と言われたことがあり
ます。腹水がたまってもおなかが破けることがないことは医療者ならわかり
ますが，普通の人にとっては違うかもしれません。「いつどうなるかわから
ない」を言ってはいけないな，という戒めになります。おなかがいつかどか
んと破裂するイメージは，ホラー映画以外にはリアルにはないんじゃない
でしょうか…怖いです。

まとめ

死亡が数日後に迫っている時には，急変の具体的な確率（10〜20%），
どういう徴候があれば亡くなる時期が迫っているか，どのくらいの時
間患者さんと話ができるか，をお伝えするようにします。禁句は，
「いつ何が起こるかわかりません」「先々に起こることはわかりません」
…だってある程度は予想がついているのですから。

文献

1）Ito S, Morita T, Uneno Y, et al.: Incidence and associated factors of sudden unexpected death in
advanced cancer patients: a multicenter prospective cohort study. (submitted)
2）Mori M, Morita T, Igarashi N, et al.: Communication about the impending death of patients with
cancer to the family: a nationwide survey. BMJ Support Palliat Care, 8(2):221-8, 2018.

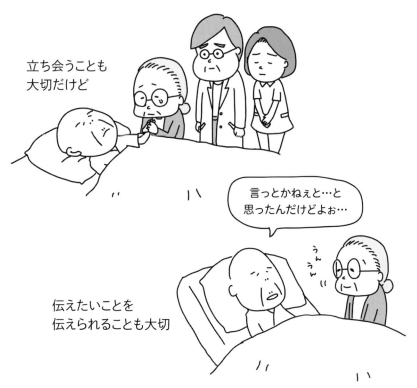

立ち会うこと

vs.

お話ししておけること

「最期には立ち会いたい」と望まれるご家族は多いですが，すっと亡くなられてしまう時など必ずしもみな立ち会えるとは限りません。絶対に立ち会えることを優先すると，24時間臨戦態勢になってしまいます。最期に立ち会うこととご家族の悲嘆の関係を見てみます。

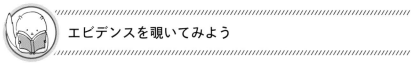

エビデンスを覗いてみよう

緩和ケア病棟で亡くなった患者の遺族544名に質問紙調査を行いました[1]。

知りたかったことは，家族の何割くらいが最期は立ち会いたいと思っているのか，立ち会いたいと思っている人のどれくらいが立ち会えたのか，立ち会えなかったらその後の悲嘆(悲しみ，抑うつ)は増えているのか，でした。自分たちの臨床の経験から，立ち会えることそのものが大事というよりも，「お別れまでにいろいろなことがお話し」できていればいいのではないかという仮説から，「患者さんは大切な人に伝えたいことを伝えられた」というGood Death Inventoryの1項目の影響もあわせてみています。

結果です(図2)。まず，「ご家族の何割くらいが最期は立ち会いたいと思っているのか」という点では，家族の92%(498/544)が立ち会いたい・とても立ち会いたいと回答していました。実際に立ち会えたのは，とても立ち会いたいと回答した家族の86%(243/281)，立ち会いたいと回答した家族の70%(151/217)でした。ちなみに，立ち会いたくない・どちらでよいと答えた方での立ち会いは37%(17/46)でしたので，全体として，患者の最期に立ち会うかどうかは家族の意向にしたがって決められていたといえます。

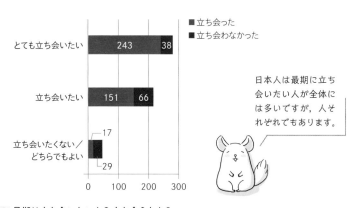

日本人は最期に立ち会いたい人が全体には多いですが，人それぞれでもあります。

図2 最期は立ち会いたいか? 立ち会えたか?

さて，では，立ち会うことはその後の遺族の抑うつには何か影響するのでしょうか。立ち会えた家族と立ち会えなかった家族とで抑うつの度合いを比べてみると，（患者や家族の背景を調整したとしても，）立ち会った人のほうが抑うつが強いという逆の結果でした。これは，もともと患者との関係が深く，その後悲しみが増える人ほど立ち会いたい，立ち会ってももともとの悲しみがなくなるわけではない，という現象を表しているのだと解釈できます。

　興味深いことに，「患者さんは大切な人に伝えたいことを伝えられた」についてみると，伝えられた家族のほうが抑うつになりにくく，最後に立ち会うかどうかよりも，その前に患者と家族でのやり取りができていることが遺族の死別後の健康に影響するということで，なかなかに奥深い研究だと思います（ 図3 ）。

　執筆中の現在，新型肺炎で亡くなる時に患者と家族が必ずしも会えないということが世界中で起きています。その中でも，亡くなる前に患者と家族が顔を見て話せるような工夫をすると，いくらかは家族の役に立つのかもしれないという意味で，この研究がしばしば引用されています。

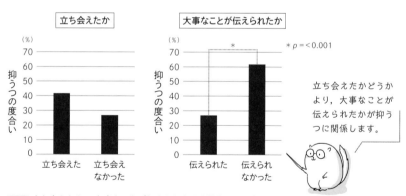

図3　立ち会えたか，大事なことが伝えられたかと抑うつの関係

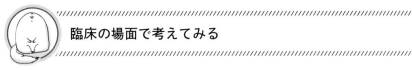

臨床の場面で考えてみる

　臨床家は，看取りの場面になると，ご家族を間に合わせることに一生懸命になります。ご主人は…息子さんは…立ち会いはどうしますか? …間違っていないと思うのですが，できれば，その少し前，患者さんがお話ができるうちから，ご家族との大事な1日1日，1時間1時間が本当にもう戻ってこない時間ですので，その時に，「大事なことを伝えられた」と思えるような橋渡しが大事という視点ももっとあっていいと思います。

　自発的に患者さんとご家族でやりとりのある場合はいいのですが，たいてい，こんなこと言うとがっかりさせるかな，こんなこと恥ずかしいな…というのが日本人の平均的な感情で，なかなかご家族といえども（ご家族だからこそ）正面切って，ちょっと話しておきたいことがあるんだけど…という人は少ないように思います。

　看護師は，患者さんやご家族の，最初の一言に遭遇する機会の多い職種です。筆者が20年来一緒に仕事をしているベテラン看護師は，「タイミングを逃さない」というのをキーワードにしています。死期が迫っているように見える患者さんに「何かご家族に言っておきたいことありますか」…は，ちょっと（少なくとも僕の世代の感覚では），ちょっとKYな感じというか，配慮がないような…。それよりも，日常の中で，ふと出る言葉っていうのがあるんですよね。そういうタイミングを逃さない看護というのはキラリと光ってみえます。

例えば…

> 「こんなんで退院できるのかな…帰れなかったら（女房は）生活できるのかな…」

> 「私，誰にも言ってないんだけど，もう帰れないのかなって思って，家の中のどこに何があるって入院中に書いておこうと思ってノート持って来てるの」

> 「こうやって弱ってくると親のありがたみを感じます。不良息子だったから，どうしたらいいのかわかんないけど，『ごめんな』くらいは母親に言ってあげられればいいんだけど，それはそれで恥ずかしいから自問自答中です…」

　こういう言葉は，患者さんの中で，ふとその時にわきあがってくるもの

で，こちらから今日は○○を言っとくぞ！ とはたらきかけて何かが急に生じるものではありません。ご家族にとってもそれは同じことです。

「気落ちするといけないから言ってないんだけど，会社のことどうすればいいのか，いつかは聞かないといけないと思ってはいて…」

「本当に妻には感謝してるんですけど，ここで僕がありがとうとか言っちゃったら，なんか，それでおしまいみたいな気がして，口に出せないんですよ…」

「僕，わかってるんだ。なんかみんな僕には言わないけど，たぶんお母さん死んじゃうんでしょ? 僕大丈夫だから，僕なら大丈夫だよって言ってあげて」

　看護師はこの「タイミング」を逃してはいけません。タイミングに出会ったなら，あなたが患者さんに選ばれたということです。よし！ 私，選ばれた！ と思って，100 m ダッシュくらいの勢いでその時はがんばりましょう。患者さんはひょっとしたら明日「急変」して，もう二度とお話しする機会はなくなるかもしれないのです。「タイミングを逃さずに橋渡しする」というのは，こういう言葉がするっと患者さんやご家族から出た時を逃さずに，すぐに次の一手を打つことです。

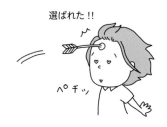

選ばれた!!

ペチッ

「それ，○○さん(息子さん・奥さん・ご主人)も同じようなこと言われてたような気がします。もしよかったらさりげなく，明日お話を聞いてみましょうか」

「それ，○○さん(息子さん・奥さん・ご主人)も同じようなこと言われてたような気がします。もしよかったら今，電話で聞いてみましょうか。同じことをおっしゃってたので，びっくりはされないと思いますよ」

筆者が一緒に働いている看護師さんは，このタイミングで病室で患者さんの携帯から電話することがあります。

こんな橋渡しができると，ずっとご家族の記憶に残ると思います。「タイミングを逃さずに橋渡しする」，この技術は看護職（緩和ケアに関わる人）が意識して磨いておくといいです。

まとめ

最期に立ち会うことそのものも重要ですが，もっと大事なのはそれより前に患者さんとご家族が心のつながりをもてたと実感できることで，そのためには，「タイミングを逃さずに橋渡しする」を意識することが大事です。

文献

1）Otani H, Yoshida S, Morita T, et al.: Meaningful communication before death, but not present at the time of death itself, is associated with better outcomes on measures of depression and complicated grief among bereaved family members of cancer patients. J Pain Symptom Manage, 54(3):273-9, 2017.

Column

「○○は信用できるやつだ」「△△さんにはかないません」「来てくれるとモルヒネの 1,000 倍効く」

筆者が組んでいる看護師さんたちの，患者さんから得ている信頼の大きさにはびっくりします。その一番の理由は，先入観なしに相手の価値観をすべて肯定するからかなと思います（言葉で書くと簡単ですが，人間，自分と価値観の違う人でも，まあそれもありかなと心から思えることは簡単ではありません）。「人は人でしか癒せない」ってよく言いますが，信頼している人が来てくれたらモルヒネより何倍も安心できる──永遠の真理ですね。

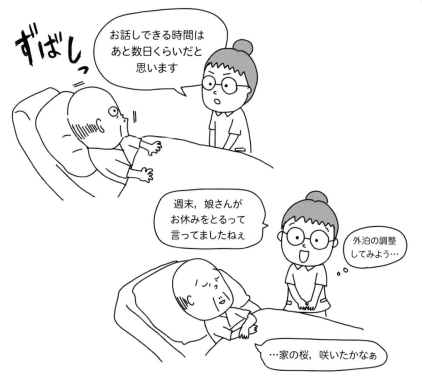

死が数日以内に迫っていると
はっきり言葉にする

vs.

はっきりとは言わないが
一緒に何かする

アングロサクソン圏では，ご家族だけでなく患者さんにもはっきりと「あと数日である」と言うことがすすめられています。日本でも亡くなることをはっきり言葉にすることが重要なのか──この課題を考えてみましょう。

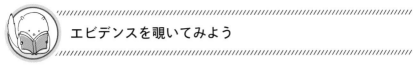

エビデンスを覗いてみよう

678名の緩和ケア病棟の遺族を対象とした質問紙調査です[1]。

　関心があったのは，どれくらいの家族が死についてはっきりと患者と話したか，はっきりと話すことはその後の家族の悲嘆（抑うつ，病的悲嘆）に影響したか，です。経験的に，死について言葉ではっきりと話す人は多くないけど，言葉で話さなくても（以心伝心で）何らかの行動をしている場合も多いなぁということを踏まえて，「患者さんが亡くなることを前提として何かしたか」を聞いて，この悲嘆との関連も見ました。「死についてはっきりと話した×行動した」が，それぞれ2通りありますから，合計4通りの行動を見ていることになります。

　結果です。

　まず，死についてはっきり話したという患者・家族は，少し話したを入れたとしても，全体の49%（315/647）にすぎませんでした（ 図4 ）。一方，患者さんの死を前提として何かしたというのは，その倍近く，82%（513/628）になりました。目を引くのは，死についてはっきりと言葉で話したことはまったくない，という人も51%（332/647）にのぼり，「亡くなることを言葉ではっきりと話す」という行為は，少なくとも日本では市民権を得ていないのではないかということです。

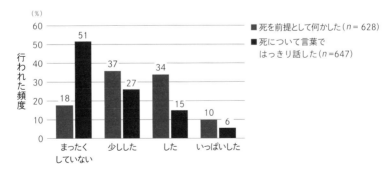

図4　死について言葉ではっきり話した・死を前提として何かした頻度

半数の人ははっきりと死が迫っていることを話しているわけではありませんが、一方で、8割の人は何らかの行動をしている——おそらくははっきりとは言葉にしなくても、死を前提としたこと、思い出になることをする、言っておきたいことを言う、今までの思い出の場所に行く…そしてしんみり涙を浮かべるけど泣いてないふりをするといった行動をとっているということでしょう。

さて、抑うつとの関係ですが、死についてはっきりと話した／話さなかったよりも、死を前提としたことをしたかが抑うつにも悲嘆にも関連していました（ **図5** ）。死を前提としたことが何かできた人は、できなかった人に比べて、遺族になった時の抑うつの頻度に差がありました。

この調査で使用されたPHQ-9（Patient Health Questionnaire-9）は一番よく使われる抑うつの評価尺度で、10点以上で臨床的なうつ病があると判断します。亡くなる前にいろいろなことができたと認識している遺族では抑うつ傾向はみられませんでしたが、少しした、まったくしなかったとなるにつれて、抑うつが強くなることがわかります（このように曝露の程度に比例してアウトカムが変化することを曝露効果関係があるといって、因果関係がある程度確実なことを示します）。

大雑把に言えば、「死についてはっきりと話す」ことそのものが大事なのではなくて、お互いに最後になるかもしれないという（はっきりと言葉にし

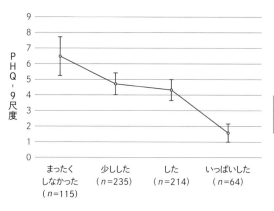

データとして見ると、グラフがぽんっと1つあるだけですが、臨床家はグラフの中に情景が浮かんでくるんじゃないかと思います。

図5 死を前提にして何かしたかと抑うつの関係

ていなくてもいいから,共通の何となくの認識の下で),何かする(行動する)ことが大事だということがいえそうです。

　家族にとって心残りがあったことはどんなことかも調べられています(患者さんに聞ければもっといいのですが,患者さんが本当に何に心残りがあったかは天国でインタビューしないとわからないので)。日本の 967 名のがん患者の遺族を対象とした調査で,心残りのあった内容は **図6** の通りでした[2]。いわゆる心残りは,英語圏では unfinished business という用語があり,UB と略されたりします。安直に考えると,葬儀や相続のことを話しておくというのも浮かぶのですが,そういういかにもなことは多くなく,なんといっても,患者の思いや本音を聴くこと,患者に対して感謝の思いを伝えることといった,気持ちのやりとりが上位を占めます。特に多いのは,普段「愛してるよ」「私もよ」のようなやりとりをほとんどしない日本人だからなのか,家族が患者に何か言うということよりも,「本人が本当にどう思っているのかを知りたい」ということが比較的多いことに気がつきます(何も言わずに逝っちゃった,ということが少なくないということです)。

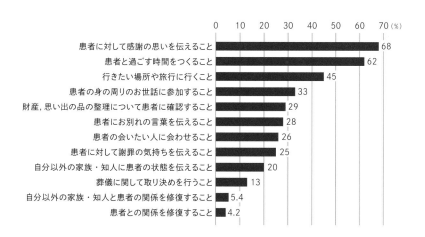

図6 **心残り(unfinished business)の具体的な内容**

亡くなる前にしておきたいこと——
あなたはどんなことを思いますか?

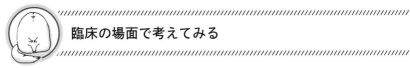

臨床の場面で考えてみる

　人間とは不思議なもので，2つの相反する予想をもちながらでも両方の行動をとることができます。死ぬかもしれないと思いながら5年後の計画を立てることもでき，生き延びるという前提でいながら来月に死んだとしてもいいように行動することができます。そして，特に言葉を明示しなくても意味が通じるとされている文化圏（high-context culture といいます）では，はっきりとした前提を言語化しなくても，前提に見合った行動をとることができます。

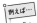

「ちょっと家のお庭見てくる？」
　──「ああそうだな，この木を植えてからもう 50 年になるなぁ…」俺が死んでも木はちゃんと育っていくんだな（と，声には出さないけど，そう思ってしみじみしているのを），「もう一緒になって 50 年になるのね，いろんなことがあったけど，まあよかったかなぁ」（と声には出さずに，ちょっと泣いて戻ってくる時には涙を拭いている）

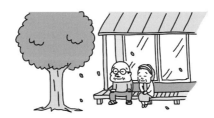

「おじいちゃんから話があるんだって」
　──「畑の土のことだけどな…」（農作物の育て方について伝授），「うん，うん，わかったわかった，わかってるって…」（きっともうあれこれ実際に自分ではできないと思ってるから今言ってくれてるんだろうな，と思いつつ，それは言葉には出さずに）「わかったからじいじは病気治すのがんばれや」

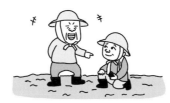

　こういったやりとりは，日本人としては（少なくとも現在は）主流のように思います。

　そうすると，臨床家としては，患者さんやご家族をみる時に，「言葉ではっきりと言っていなくても」，それ相応の行動がとれているかどうか，という視点でものをみたらいいのではないかというところにたどりつきます。

　死ぬかもしれない——そんなことは言葉にしていなくてもよい，余命が○○だ——それも知らなくてもいい，でも，そうかもしれないという気持ちで，何かを行動しているかどうかをさりげなく見守る視点をもちたい，といえるのかなと思います。

まとめ

　死が近いことをはっきり言葉で伝えることが望まれるかは，文化によると思います。

　イギリスのガイドラインには，「お話しできる時間はあと数日くらいだと思います」と患者さん本人に言うようにと書いてあります。この背景には，物事ははっきり言うことが善である（あいまいな返事の仕方はよくない，正直＝honesty が最も誠実である）という文化があります。

　さて，普段からあいまいなやりとりを好み，「それを言っちゃあ，おしめぇよ」のように，重要なことほどはっきり言うのは失礼という考えもある多くの（平均的な）日本人にとって，死について言葉ではっきり言わない中でも何らかの行動をする，が「普通」なのでしょう。

文献

1）Mori M, Yoshida S, Shiozaki M, et al.: "What I did for my loved one is more important than whether we talked about death": a nationwide survey of bereaved family members. J Palliat Med, 21(3):335-41,2018.

2）Yamashita R, Arao H, Takao A, et al.: Unfinished business in families of terminally ill with cancer patients. J Pain Symptom Manage, 54(6):861-9, 2017.

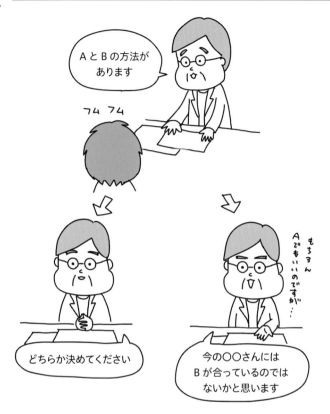

「決めてください」

VS.

「…してあげたほうがいいと思います」

インフォームド・コンセントは，患者さんに情報を与えて患者自身が決めることを善とする考え方です。一方，説明を受けた後「決めておいてください」と言われるのが負担という現象も起きています。インフォームド・アセントやリバタリアン・パターナリズムという概念を考えます。

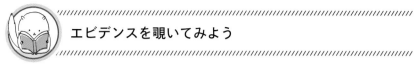

エビデンスを覗いてみよう

1章でみた研究に再び登場してもらいます[1]。この研究では，仮想症例を用いてがん患者412名に，もし死亡直前に苦痛が取れない時は生命を短縮するかもしれない治療を行う場合を設定して，「ご家族で決めてください」（いわゆるインフォームド・コンセント）vs. 決定は医療者が一番いいと思うことを提示してそれでいいかを確認する（インフォームド・アセントといいます）を聞いて比較しています（**図7**）。具体的には，「あとはご家族で決めてくださいますか」vs.「僕たちは○○が一番いいと思うのですが，よろしいですか」の比較になります。

左全体の「決めてください」といった場合と，右2つの「…をしてあげたほうがいいと思います」を比較すると，（生命予後の短縮の可能性をどのようなフレームで行ったとしても，）「決めてください」よりも，「こちらで決めたことをすすめる」ほうが好まれるという結果でした。

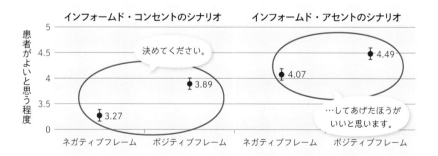

図7 インフォームド・コンセントより アセントが好まれる場合がある

車検と一緒にしたら怒られるかもしれませんが，よくわからないのに，「何とかオイルも交換しますか?」とか何度も聞かないでほしい…。

一方，同じように鎮静を必要とする状況のビデオを作製して，がん患者をよく診療する医師や看護師 251 名を対象として評価を求めた研究があります[2]。この研究では，終末期のせん妄が緩和できない状況で，鎮静を選択肢とすることについて，家族に決めてもらう（自己決定スタイル）と，医師がいいと思うものを提示する（パターナリスティックスタイル）のいずれかのビデオを見てもらいました。アウトカムは Physician Compassion Scale，Decision Conflict Scale，6 つの基本感情（怒り，悲しみ，恐怖など）を取得しています。

　結果は，基本感情には差がなく，意思決定に関する葛藤を表す Decision Conflict Scale では自己決定スタイルのほうが望ましい（コントロール感がある）と判断されました（**表3**）。しかし，医師への信頼や安心感を表す Physician Compassion Scale はパターナリスティックスタイルで高かった結果でした。

　似たような研究はいくつかありますが，有名なところでは，DNAR（心肺蘇生しないこと）について，ひと通り説明した後に患者に「どうするか決めてください」というビデオを見せた場合と，「僕はしないほうがいいと思います」というおすすめ（recommendation）をした場合とでは，実際に患者が DNAR を選択した割合も医師への信頼も変わりなかったという米国の研究があります[3]。米国の自己決定文化では差がないのは，へえそうなんだ！と思いますが，同じ質問を日本で行えば，この状況のほうもやはりおすすめをした場合のほうに軍配が上がるように筆者は想像します。

表3 自己決定スタイルとパターナリスティックスタイルの比較

	自己決定スタイル	パターナリスティックスタイル	p
Physician Compassion Scale	15.0 (9.6)	17.3 (9.3)	0.050
Decision Conflict Scale	51.1 (13.5)	56.8 (15.7)	0.002
怒り	0.6 (0.9)	0.8 (1.1)	0.183
悲しみ	3.9 (1.5)	3.8 (1.3)	0.718
恐怖	3.0 (1.9)	3.1 (1.8)	0.641

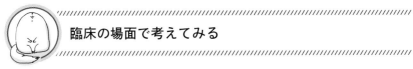

臨床の場面で考えてみる

　筆者が研修医だった頃，指導医である千原明先生(当時50歳代)によく言われました。

　「インフォームド・コンセントって言っても，患者さんは医学の知識はないんだから，AかBかCか，まったく並列に並べるんじゃなくて，その人の考えを踏まえたら何かこれがいいなというのがあるはずんなんだよね。だから，○○さんの考えからすると，僕はAをまずはおすすめします，でも△を大事にするという考えなら今回はBでもいいかなと思います，とか，強弱をつけないと専門家として無責任だよ」。

　選択肢にある程度強弱をつけるべきだというこの考え方は，現在，libertarian paternalism(リバタリアン・パターナリズム)ともいわれて，患者さんの意向を踏まえつつも，専門家は何らかのおすすめをはっきり示すべきだという考えにつながっているようです。

　さて，緩和ケア，特に終末期ではこれが正解というものがあるわけでもないことが多く，いきおい，「どれがいいかはわからないから，患者さんに決めてもらいたい」という気持ちになりがちです。一方で，患者が決められる場合はいいのですが，患者さんの意思があいまいなまま病状が悪くなった時は，ご家族が主たる意思決定者にならざるをえません。患者が意思表示できなくなった時に，ご家族が代わりに決めるのを求められるのはわかるけど，そうはいっても「すべてを決めるのは負担だ」という状況によくなります。最近は，家族とはいってもそんなによくは患者さんのことを知らないんだ…というご家族も増えていますよね。基本は，ご家族の役割は患者さんの代わりに決めることではなくて，「患者さんならどう思うかを想像してもらうだけでいい」ことを示すのも助けになります。

> 例えば…
>
> 医療者「息苦しくて眠れない状態が続いちゃってて，もう少しなんとかしてあげたいと思っていて，お薬を増やして眠れるようにもできるんですけど，どう思いますか…?　いや，ご家族が決めてくださいっていう意味じゃなくて，もし患者さんならどう思いそうかを教えてもらえるといいかと思って…。たぶん今の状況だ

と,(前に苦しい時は苦しまないようにしてほしいって言ってたから,)もっとしっかり休みたいって(患者さんは)言うと私は思っているんですけど…」

　こういう「具体例」は言葉以外の話し方や表情も大事です。字面でどうこう言うよりも,ご家族に向かって「決めてください」と言うのではなく,ご家族の役割は患者さんの意思を想像してもらうことです,医療者は何かおすすめを言いますからそれについてどう思うか教えてもらえれば十分です,くらいのメッセージが伝わるといいなと思います。

まとめ

- 自己決定が好まれるか,意思決定を人に(少なくとも部分的に,周囲や雰囲気や人に)任せることが好まれるかは,文化そのものです。日本では世代による違いもありますが,全般的には,専門家がいいと思うことをすすめて同意を得る方法が終末期では有力な方法であると筆者は思います。

文献

1）Hamano J, Morita T, Mori M, et al: Talking about palliative sedation with the family: informed consent vs. assent and a better framework for explaining potential risks. J Pain Symptom Manage, 56(3):e5-e8, 2018.
2）Nishioka M, Okuyama T, Uchida M et al.: What is the appropriate communication style for family members confronting difficult surrogate decision-making in palliative care?: a randomized video vignette study in medical staff with working experiences of clinical oncology. Jpn J Clin Oncol, 49(1): 48-56, 2019.
3）Rhondali W, Perez-Cruz P, Hui D, et al.: Patient-physician Communication About Code Status Preferences: A Randomized Controlled Trial. Cancer, 119(11):2067-73, 2013.

「性格，性格」

　筆者がよく言う言葉に，「性格，性格」というのがあります。人は変われません，特に大人になると自分というパッケージ以外の人になるのはほぼ不可能です。その人に合った態度，その人の言動を認めていくというのは，対患者さんでも，対ご家族でも，医療チームの中でも重要な（必要以上にストレスをためない？）生きる力だと思います。で，僕の場合，大御所の詩人をまねするとこんな感じ：

・達也だもの。朝起きれないのは仕方ないもの。その分，得意なことをがんばる。

・社交性のない人に，誰とでも仲よくなれと言っても無理。体力のない人に1週間寝ずに働けと言っても無理。でも，社交性がなくて体力がなくても，コツコツと計画的にすることなら得意。

・得意なことをがんばるから，苦手なことは勘弁してほしい。

・ちょっとくらい変わってるからって，そうじゃけんにしないでほしい。昼過ぎまで起きなかったって，デパス® 飲んでたって，変わり者は変わり者のまま放っておいてほしい。きっと，変わっていたせいで何かの役に立ったこともあるはず。

われながら，いまいち…

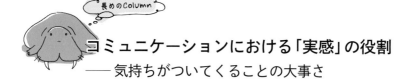

コミュニケーションにおける「実感」の役割
── 気持ちがついてくることの大事さ

　図表ばっかり見ていると疲れちゃうと思うので，ちょっと傾向を変えて，小説の一節を引用して，なんてことないことをつぶやいてみます。

大学生の美丘と太一の会話（太字は筆者）

　「わたしひとりだけが気づいているんだ。生きていることは奇跡で，永遠に続くものじゃない。ここにいるみんなだって，命には終わりがあるって頭では**わかってる**。でも，心と身体の底から，命の素晴らしさや限界を**感じている**のは，わたしだけ。ねえ，太一くん，この世界ってきれいだね」

　きみはぼくに手を伸ばした。目はガラス球のように澄んで，世界を曇りなく映している。指先で僕の頬をなでて，きみは驚いたように言った。

　「知ってた？　太一くんもとてもきれいだよ」

　ぼくはきみの手を取った。秋の日を浴びていても，指先はひんやりと冷たい。なにもいい返す言葉はなかった。僕のいる場所の遥か空の高みにきみは浮かんでいる。いつもぼくがつかっているような言葉では，きみに届くはずがなかったのだ。なにかいたずらを思いついた男の子のように，きみはさっと笑顔になる。

　「ねえ，この世界が完璧だっていう記念に，これから渋谷のラブホいってセックスしない？」

　きみは成層圏の高みからようやくおりてきたようだった。ぼくは立ちあがり，伝票をとった。

　「いいね，じゃあ，今日は奮発して地下鉄じゃなく，タクシーで行こう」

　きみはショルダーバックを肩にななめがけしていった。

　「うーん，タクシーの中でがまんできなくなったらどうしよう」

（石田衣良：美丘．pp.243-4，角川書店，2009 より）

この本はあまり緩和ケア周辺の文学としてはメジャーな本ではないと思いますが，石田衣良の恋愛小説です。クロイツフェルトヤコブ病の発症リスクを抱えた美丘が学校生活を送り，最終的には実際に発症してしまい（おそらくは賛否ある方法で）亡くなるまでの話です。病気の人が主人公の小説・ドラマというなんか深刻な感じではなく，不真面目感いっぱい（というか，通常の恋愛小説）として読めるので，それがまたリアル感を高めているように筆者には思われます。命に限りがあるからといって聖人君主のように生きるわけではなくて，普通に恋愛して二股してセックスするわなぁと大学生らしいエピソードが描かれます。

　一貫して問われるのは，生きている貴重な時間を意識しないうちにたいていの人は過ごしている，という（文学ではそれなりによく扱われていそうな）テーマ。なんとな〜く自由奔放，わがままに生きているという印象を与える美丘が「どうしてそんな行動をとるのか」，その理由が一点，命の有限さを本当に感じているから，に集約されていく過程が細かく描かれています。

知っていることと感じることとは違う

　短い引用の中で，筆者が言いたいことは，「知っていることと，（本当に，心から，身体全体で）感じることとは違う」こと。

　筆者は，平均的な人よりは強く「自分は死ぬ」ことを意識して生活しているほうだと思います（病気というわけじゃないけど，虚弱な子どもだったので——身体を鍛える努力が足りなかっただけですが）。それでも，「実感している」わけではないのだろうなと思ったことが最近ありました。かれこれ20年ほど一緒に仕事をしてきた同僚に偶然（ほんとに偶然！），がんが見つかった。元気も元気，まったく病気のびの字もないような雰囲気です。お見舞いに（顔を見に）行って画像を実際に見て，ああここに今がんがあるんだ，無症状だったから数年してたらひょっとして遠隔転移になってたかもなぁ，自分にもいつ起きてもいいことだよな（本当に，いつ起きてもいいことなんだよな），と「実感」した時，足元から「死ぬかも」という体感が来ました。「感じるっていうことはこういうことだな」という感じ。文字で読

63

んでこの追体験はできないけど，言葉じゃなくて，体験として来る感じです。

　「お前，今年は死ぬかもしれないとかわかったように日頃言ってるけど，ほんとに，来年死ぬとは実感してないんじゃない？」「やばい，死んじゃうかもしれないから，ほんとに，生き方考えないと!!」という「感情」がわいてくる感じです。

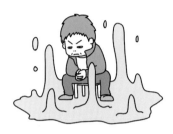

　人が物事を決める時の感情のはたらきは本当に大きく，hot/cold bias などと呼ばれたりしますが，普段「意思決定支援」なんていう言葉を使って仕事をしていると，人間の感情を実感することにあまり注意が払われていないことに気づきます。口頭の説明を何度繰り返すよりも，「外泊したら足がふにゃふにゃで立てなくなっちゃって…」「鏡で自分の身体見たら，誰かわからないくらいやせてショックで…」という1回の経験が「わかった！」につながるのも感情が生まれたからともいえます。実際に体験している時の感情の動きというか，純粋に「体験してる!!」「確かに今感じている!!」ことの役割はとても意思決定には大事なのですが，病状説明，病状理解，とかになってしまうと，いきなり「頭で理解する」だけになってしまうので注意が必要ということかなと思います。

世界はもう完璧で修正しようがないと思える（世界がきれいに見える）

　少しコミュニケーションから離れますが，緩和ケアの仕事をしているとよく出合う場面，それは，（死を意識した瞬間から）「世界がきれいに見える」ことです。この現象を描いたものとしては高見順が思いつきます。大学生の時に読んだ『詩集 死の淵より』（1964 年）は新鮮でした。もう少し今ふう

に言うと，「世界はもう完璧で修正しようがないことに気づく」，ということなのかもしれません。カーペンターズの曲でいうと，I know I ask perfection of a quite imperfect world——世界は不完全な状態ですでに完全ともいえます。

　世界には争いが満ちている，世界という視点で見なくても日々の周りには人と人との（どうしようもない）争いや妬みや中傷が満ちています。それでもなお（だからこそ？）世界は十分に美しい。死ぬ時になってやっと気づく，ああ，今まであそこがいやだ，これはだめだとか言っていた世界だけど，こんなによかった，これはこれでもう十分完成した世界だった——と。

　「寝たきりになったらもう生きている意味がないから死んだほうがいい」と言っていた人が，本当に「寝たきり」になったら，「お水を朝グイって飲んで，こんなにおいしいとは思わなかった」「太陽の温かさって，こんなに幸せな気持ちにさせるとは気づいてなかった」ということは臨床ではよく出合うことです（本書では disability bias として紹介しました）。

　どうでもいいことは本当にどうでもよくなる，世界の不十分さではなく奇跡的に今ここにあることの大切さに気づく，人ではなく自分がどう感じるかが中心になる，といったところでしょうか。

生きる喜びは日常の中にある

　「ラブホ行ってセックスしない？」「がまんできなくなったらどうしよう」…とかダイレクトな表現があちこちに出てくるのもこの小説の特徴で，筆者には好ましく思えるところです。（全員とは言わないが相当数の）大学生といえば最大の関心事はセックスだから，それはそれでいいとして，死が差し迫ったからといって，特別なことが起きるわけではない，ということも普遍的です。

　筆者が思い出すのは，研修医の時に受けもった 80 歳代の方で，当時テレビゲームでマージャンをず～～っとず～～～～～っとしてた学校の元先生。携帯のない時代だから，ゲーム機をテレビにつないで映す。若気のいたりというやつで，「もう死ぬかもしれないのに，毎日ゲームって，いいのかな」（特別なことを何かしなくていいのかな）とか思ってたことを思い出し

ます。

　人にもよるでしょうが，死が迫ったからといってしたいことは特別なこと
とは限りません。自分ならどうかなぁ…とりあえず，ぬくぬくした部屋，ふ
わふわの毛布ははずせない。食事がとれるなら欲しいものがいくつかある
だろうが，高級ワインを飲みたいとはそう何回もは思わなそう（ワインの味
がわからないから──その代わり日本酒はわかる）。結局，いつもの「特蒸
泰明」「梵」，ドイツワイン（シュペートレーゼくらい）を欲しいと思うのか
な。動けるならどこかに行きたいと思うだろうけど，普段行きたい所の延
長線上の所を選びそう──といった感じでしょうか。

　日常の継続がそこにある，という感じがします。何か特別なことをしても
いいけど，しないまま普段の生活が繰り返されてその日を迎えることが多く
の人には大事なことだと思いを馳せたりすることで，「コミュニケーション」
にも幅が出るような気がします。

　文学にしろ哲学にしろ文系の領域では，死についてはもうあらかた検討
されているようにつくづく思います。医学研究がわざわざ「質の高いイン
タビュー研究」やら「代表性の高い集団のコホート研究」やら「新規性の
高い実験心理研究」やらをしなくても，死を前にした人間の体験はあらか
たのことが「わかって」いるのではないのかという気にもなることが多くあ
ります。文学で扱われているテーマが人間の心に響くのはそれが真実だか
ら，と思うところです。

3章

希望を支える

何かできることを
付け加える

希望を支えるというのは，緩和ケアでは
一番大事なことといってもいいと思いま
す。「ああいう vs. こういう」で希望を支
えることはできるのでしょうか？

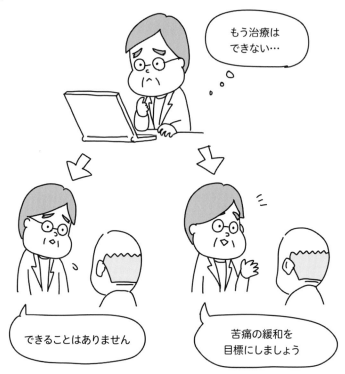

「できることはありません」

vs.

「ありませんが，
○○をがんばります」

「ホスピスケアはしないことで定義される行為ではない（Hospice care is not characterized by doing nothing）」という有名な言葉があります。治療はしません，点滴はしません，抗生剤は使いません…。「しません」が残った後に何があるのか？「…しないこと」の影響を考えてみます。

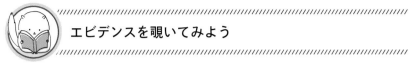

エビデンスを覗いてみよう

　この研究では，412名のがん患者が，ホスピスをはじめて紹介された時と，心停止時に蘇生を行わないこと（DNAR）を決める時の言い回しについて質問紙調査を受けました。複数の言い回しについて，望ましくない（1）からとても望ましい（6）で回答しています[1]。

　最初に，ホスピスを紹介する時ですが，基本になったのは，下記の4つの言い回しです。

1.「ホスピスを紹介します。他にできることはありません」

これに対して，

2.「ホスピスを紹介します。苦痛緩和を目標にします」

3.「ホスピスを紹介します。苦痛緩和を目標にします。それまでの間，継続して診療します」

4.「ホスピスを紹介します。苦痛緩和を目標にします。それまでの間，継続して診療します。もし何か困りごとがあれば，いつでも連絡ができます」

　…と，順番に「できること」を増やして変化を見ることとしました。「苦痛緩和を目標にします」は，肯定的なゴールの明示（positive goal-setting），「それまでの間，継続して診療します」は，継続性の維持（maintaining the continuity），「もし何か困りごとがあれば，いつでも連絡ができます」は，連絡が取れること（availability）という概念をそれぞれ測定しています（質問紙調査は一見ただのセリフを比較しているように見えますが，セリフの背景にある概念というのがあって，概念を比較していることに注目してほしいです）。

　さて，結果ですが，**図1** のように，「できること」が増えていくほど，患者の受ける望ましさが増えていきました。positive goal-settingだけよりは

positive goal-setting ＋ continuity のほうがよく，positive goal-setting ＋ continuity よりは，positive goal-setting ＋ continuity ＋ availability のほうがいい結果でした。

　蘇生についても同じように，「蘇生はしません」を基準として，「蘇生はしません。苦痛の緩和につとめます」といった positive goal-setting を加えました。結果は同じように，positive goal-setting が加わったほうが患者からみた望ましさが増えました。

　「何もできることはありません」という表現はなかなかに強力で，類似の研究を行うと，必ず聞いた側に強い印象を与える表現として挙がってきます[2]。抗がん治療を中止する局面で，実際に，「もう何もすることがありません」と言われた（と記憶している）遺族では，2.1 倍（$p=0.017$）つらさが強くなっていました。

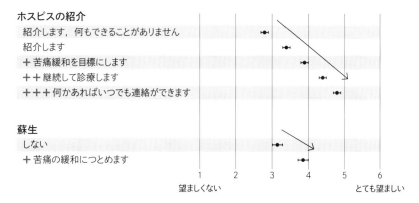

ホスピスの紹介
- 紹介します，何もできることがありません
- 紹介します
- ＋ 苦痛緩和を目標にします
- ＋＋ 継続して診療します
- ＋＋＋ 何かあればいつでも連絡ができます

蘇生
- しない
- ＋ 苦痛の緩和につとめます

1　2　3　4　5　6
望ましくない　　　　　　　　とても望ましい

図1 「できること」を付け加えることによる効果

実験ですので，足せば足すほど文章が丁寧でいい印象を与えたのかもしれません。実際には，その患者さんにとって大切な，記憶に残ることを何回か反復するほうがいいかも，です。

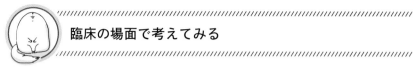

臨床の場面で考えてみる

　緩和ケアの場面では，「できないこと」を伝えざるをえない場面がとても多くあります。せめて○○ができればいいのに，と思う時でも，医学的に，社会的にできない場合はあるでしょう。そんな時，できないながらも何かできる肯定的なことに置き換えて説明することが有効です（言ったからには，ちゃんとしないといけないのは言うまでもありませんが）。

　リアルな現場では，医師がそのまま「何もできることはありません」と言っているわけではなく，「抗がん治療としては次に行う治療はありません（しないほうがかえって体調が維持しやすいのでいいと思います）」ということをお伝えした場合も多いと思いますが，耳に残ってしまうのか，非言語的コミュニケーションでなんとなく「できない感」が伝わるのかもしれませんが，とにかく，「何もできることはありませんって言われた！」と受け取られることは避けたいところです。

　シナリオでは，「苦痛緩和を目標にします」「それまでの間，継続して診療します」「もし何か困りごとがあれば，いつでも連絡ができます」を用いていますが，実際の診察場面ではこれを具体的に実践する（言うだけじゃなくて，やる）ことが大事です。

　「苦痛緩和を目標にします」——どこか苦痛があればその対応を行います。痛み，呼吸困難，吐き気，不眠あたりは何らかの方法がありますので，対応する薬物療法を行うことが容易な苦痛です。食欲が出ない，になるとちょっとこれという方法がない時もあるのですが，それでも，何かできることということで，食前にメトクロプラミドを処方したり，食事の状態を聞いてできる工夫（料理は少し冷まして少しずつ食べる）をアドバイスしたり，味覚がおかしければ口の中を見てカンジダ性口内炎がないかを確認したり，亜鉛を飲んでみてもらったり…といった，「効果はないかもしれないけど」適切な対応を1つずつ行うこと，それそのものが患者さん，ご家族の「放置されていない」という気持ちを支えます。

　「それまでの間，継続して診療します」——外来では，終末期になると受診間隔が長めになることがあるのですが（1か月おきとか），そんな時こ

そ，いつでも受診できることをちゃんと伝えることが大事です。

　緩和ケアの診療をしていると，時々，とても1か月後までもたなそうな患者さんが「次回受診，1か月後」の予約になっていることがあります。「あれ？　次1か月後になってますけど，間で一度みるようにします？」と声をかけると，「あ〜ちょっと長すぎるかなと思ったんです。お願いします」という人が6割ほど。

　一方，（筆者が所属するのが）救急病院なのでいつでも受診できるというのもあるのかもしれませんが，「いえ，困ったら救急とかで来たらいいので，動くのも大変なので1か月後でいいです。何かあったら来るようにします」——「あ，そうなんだ。じゃあもし来る時は，土日や平日夜間じゃなくて，平日日中に来てもらえると，知っている人が必ずみれるからいいですよ，夜だと長い間待ったあげくに研修医の対応になるからね」——「了解です」となる方が残り4割くらいでしょうか。

　患者さん次第ですが，間をつめてみれるというメッセージが伝わることは，診療の継続性の保証につながります。看護の視点からは，受診間隔が長すぎるかなと思えば，患者さんの希望があれば主治医に伝えて，間に予約を入れる調整するのもケアになります。

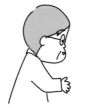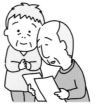

　「もし何か困りごとがあれば，いつでも連絡ができます」——外国の映画では時々，家庭医の先生が自分の電話番号を知らせているシーンが出てきますが，日本では自分のプライベートダイヤルを患者さんに知らせる人はあまりいないかもしれません。筆者の場合，年末年始やGWなどちょっと心配かなぁという時に携帯のショートメールを使って連絡をとることがあります。通常は，緩和ケアチームの看護師に病院を経由して連絡のとれる方法（電話番号，呼び出し方，出られる時間帯）を紙に書いて渡しておきま

す。「この通りにすれば確実に連絡がとれる」(ほど気にかけている)ことが
伝わることが目標です。

> 「受診の間で困ることがあったら,みれますから連絡してくださいね。具体的な連絡
> 方法は○○に電話してもらって,△△を呼んでもらうと必ず診察できるので。夜間
> と土日は救急の対応になってバタバタしてるので,よほどじゃなければ日中ここに連
> 絡してもらうと,待ってる時間とか疲れなくていいと思うから。金曜日に,週末心配
> だなぁと思ったら連絡してくださいね。連絡先,書いておきますからね…(紙を渡す)。
> …それか,次の受診が1か月後だと心配だったら,間で1回受診入れておきましょう
> か。そのほうが安心かなぁ…」

　研究で示される positive goal-setting + continuity + availability の効果
というものは,「口で言えばいい」ということではなく,実際にこの内容を
実現できるように臨床で行動しなければ意味がありません。言うだけでは
なくて,実際に患者さんにとっても,これならまあ確かにこのほうがいいか
な,と思えるように努力したいところです。医師がするところ,看護師のす
るところの両方がありますので,補い合いながらできるといいですね。

まとめ

- 「できないこと」で定義される行為を提示する場合は,必ず,「できる
  こと」を言葉でも伝えるようにします。そして言うだけでなく,実際
  の行動で行うことが大事です。

文献

1) Mori M, Morita T, Fujimori M, et al.: The effects of adding reassurance statements: cancer patients' preferences for phrases in end-of-life discussions. J Pain Symptom Manage, 57(6):1121-9, 2019.

2) Morita T, Akechi T, Ikenaga M, et al.: Communication about the ending of anticancer treatment and transition to palliative care. Ann Oncol, 15(10):1551-7, 2004.

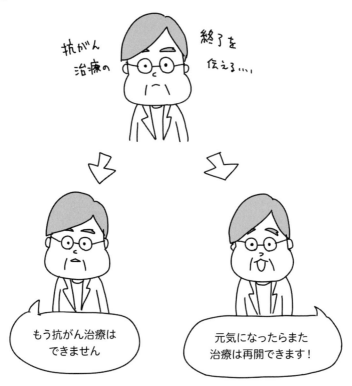

「もう治療はできません」

VS.

「元気になったらまた治療は再開できます」

使える抗がん剤が尽きてきた時，「もう抗がん治療はできません」と率直に言うべきか，今は確かになくても可能性はあるといえばあるのだから，「元気になったらまた治療は再開できます」と言うべきか——あなたはどちらがいいと思う派ですか？

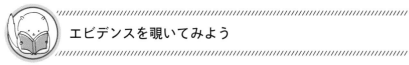

エビデンスを覗いてみよう

MD Anderson Cancer Center のがん患者100名を対象とした，ビデオを見る心理実験が行われました（**表1**）[1]。抗がん治療がこれ以上できないことを伝える場面が想定されており，片群では「もう治療はできません」（今後とも治療はできない）ことを伝え，これを pessimistic message としました。片群では，「今は治療できないから中止する。けれど，元気になったらまた治療は再開できます」ということを伝え，これを optimistic message としました。

アウトカムは，この手の研究でよく使われる Physician Compassion Scale を使用して医師が共感的かどうかを評価しています。あわせて，いずれがいいか，医師を信頼できるか（trustworthy）と，医師の能力があると思われるか（able）を聞いています。

結果ですが，「元気になったらまた治療は再開できます」のほうが医師は共感的であるとみなされ，患者に好まれ，信頼もでき，能力があるとされました。

表1 抗がん治療ができない時の医師の伝え方

	もう治療はできません	元気になったらまた治療は再開できます	p
Physician Compassion Scale	19	26	0.009
患者がいいと言ったもの	22%	57%	「どちらでもよい」が21%
医師が信頼できる	39	63	0.03
医師の能力がある	50	73	0.02

尺度なのでわかりにくいですが，「元気になったらまた治療は再開できます」といった医師のほうが，Physician Compassion Scale が高得点，患者さんが信頼できる，能力があるという評価も高得点，という結果です。

率直に抗がん治療ができない（もうよくならない）ことを伝えることと，医師に対する評価の複雑な関係は実証研究でも示されています[2]。治癒できないがん患者1,193名が登録されて前向きに観察されたCanCORSというコホート研究では，肺がん患者の69%，大腸がん患者の81%が抗がん治療も目的が治癒でないことを理解していませんでした（ 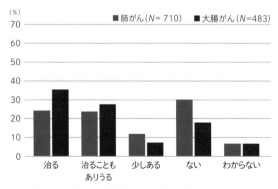 図2 ）。興味深かったことは，「治療の目的は治癒ではないことを認識している」患者では，医師とのコミュニケーションがよくないと評価していました[3]。これを受けてこの論文の結論では，「医師は患者の病状理解をよくすることはできるが，そのせいで患者と医師の関係は悪くなるかもしれない（Physicians may be able to improve patients' understanding, but this may come at the cost of patients' satisfaction with them）としており，要するに，「治らない」とはっきり言って，患者さんの病識はよくなるかもしれないけれど，「このお医者さん，いやだ」となるのではないかといった意味です。

　類似の研究は日本でも予備的ですがいくつか行われていますが，アメリカほど「治る!!」と思っている患者は多くないようです。例えば，東北大学の腫瘍内科で行われた研究では，治ると思っている患者は33%で[4]，未発表ですが筆者の知っている他の研究でも似た数値になっています。

図2　米国の CanCORS 研究で「治る」と誤解している患者の割合

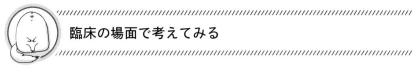

臨床の場面で考えてみる

　実際に筆者が抗がん治療の終了を自分で話すことはないのですが，似た状況として，「ホスピス病棟への転科」の時に，「よくなったらまた抗がん剤もできますか？」といった質問をされることがあります。ホスピスに紹介されて待っている患者さんを緩和ケアチームのほうでもみていると，「ホスピスに行くのは今一番いいと思うんだけど，もしも具合がよくなったらまたこっちに戻ってこれるの？」と聞かれることがあります。筆者の答えは，「もちろん！」です。

> 例えば…
>
> 「もちろん，今の体調の悪化が一時的なもので，具合がよくなったらその時点で化学療法を再開するかしないかの相談を呼吸器科の〇〇先生と相談して，治療する場合は戻りますよ。化学療法をしない，っていうのは，緩和ケア病棟に行くからしないのではなくて，全身の調子が悪いからしない，ということですから，調子がよくなれば再開する適応になってきます。実際にそういう方も，正直多くはないですが，確かにいらっしゃいますからねぇ♪」(比較的明るい調子で)

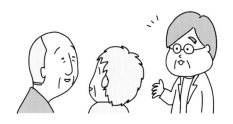

　実際，数は少ないですが，ホスピスに転棟した後病状がよくなってまた治療に戻る人はいらっしゃいますし，「うそ」でもありません。昨年，ある友人から「子どもががんで治療方法がなくなったので緩和ケア病棟を探すように言われたけど，どこか知ってるか？」という連絡がきました。その地域は筆者の地元ではありませんでしたが，よく知っている先生のいる地域でしたし，お子さん（ということは年齢は相当に若い方です）のことなので，知っている先生に橋渡ししました。皮肉なことに，というかなんという

か，某がん治療の有名病院にいる時はどんどん病状は悪くなっていったようですが，小規模だけど丁寧にみてくれるホスピス病棟に移った後のほうが患者さんの状態は日に日に回復し，食事もとれ，動けるようになって，またがん治療を行う病院に戻って抗がん治療を始めました。頻度は多くはありませんが，よくあることといえばよくあることでもあります。抗がん治療のダメージが取れてくるという時間の経過と，支持療法というか補液や感染症の治療，輸血などの通常の「元気になるための」内科治療を行って，家族や友人と過ごせる時間をたっぷりとった人間の治癒力のたまものです。

　抗がん治療に限らず，未来にわたって確実にできないということは相当の時期でないと予測することはできないはずで，可能性が理論上ある限り，少なくとも可能性はあるということが患者さんの希望にもなるし，医学的にも正しいと思います。false hope（偽りの希望）という言葉もあり，いたずらに希望だけを強くして，最終的ながっかりを増やすことは罪ではありますが，希望と準備のバランスという点から，将来が変わることの希望を伝えることは，筆者は悪くないと思います。

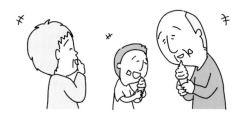

まとめ

「もし回復したら…」は実際に生じることであり，準備と並行して行われる場合には，希望として患者さんの全体的な健康によい影響を与えうる場合が多いと思います。

文献

1 ）Tanco K, Rhondali W, Perez-Cruz P, et al.: Patient perception of physician compassion after a more optimistic vs a less optimistic message: a randomized clinical trial. JAMA Oncol, 1(2):176-83, 2015.

2 ）Weeks JC , Catalano PJ, Cronin A, et al.: Patients' Expectations About Effects of Chemotherapy for Advanced Cancer. N Engl J Med, 367(17):1616-25, 2012.

3 ）Oishi T, Sato K, Morita T, et al.: Patient perceptions of curability and physician-reported disclosures of incurability in Japanese patients with unresectable/recurrent cancer: a cross-sectional survey. Jpn J Clin Oncol, 48(10):913-9, 2018.

4 ）Oishi T, Sato K, Morita T, et al.: Patient perceptions of curability and physician-reported disclosures of incurability in Japanese patients with unresectable/recurrent cancer: a cross-sectional survey. Jpn J Clin Oncol, 48(10):913-9, 2018.

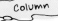

フレンチに行って「おいしくないな～」と思ってても，最後にシェフが出てきて「どうでしたか」って聞かれたら…

　医療コミュニケーションで忘れられがちなこととして，そもそも，相手の言っていることが本心とは限らないということがあると思います。

　「ありがとうございます。だいぶよくなってきました」「ありがとうございました，おかげさまで主人も苦しくなく最期が迎えられてよかったです」──日常生活を考えてみると，自分はそんなに本心ばかり普段話していないことに気づくはずです。おいしくなくても，シェフが出てきちゃったら，「おいしかったです」って言いますよね。作ってくれた人に面と向かって，「ちょっといまいち」「ありきたり」とは言いにくいです。常に，「…本当に？」と保留しておく気持ちの余裕がほしいものです。

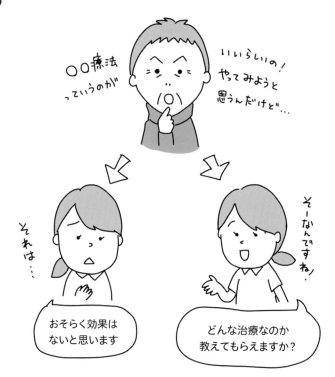

（代替療法は）

「効かないと思います」

vs.

「効くかどうかは別として
ちょっと教えてください」

何らかの代替療法をしている進行がん患者さんは 50％近くと見積もら
れていますが，多くが医療者に伝えていません[1]。代替医療にもいろ
いろなものがあります。患者さんやご家族から相談を受けた時にどうい
う対応があるのか，考えてみます。

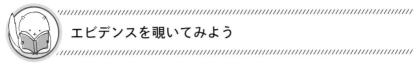

エビデンスを覗いてみよう

　がん患者の遺族454名を対象として，「希望をもって心構えをすることができた」かどうかを「できた」～「できなかった」で質問して，できたかに関係する医師や看護師の行動を同定するという研究を行いました[2]。医師や看護師の行動として，「代替療法（民間療法）の相談に乗ってくれた」「体力をつけることに役立つ方法を考えてくれた」などを聞いています（ 表2 ）。

　この手の研究では「オッズ比」というのを算出して，○○した場合に比べて，○○しなかった場合は，△倍××になりやすいと計算します。今回の結果では，代替療法の相談に乗ってくれると，乗ってもらえないよりも3.1倍希望をもちやすい；体力をつけることに役立つ方法を考えてくれると，考えてくれないよりも1.9倍希望をもちやすい；可能な目標を具体的に考えてくれると，考えてくれないよりも1.9倍希望をもちやすい，ということになります。

　「体力をつけることに役立つ方法」とは，具体的には，何を食べたらいいか，どんな運動をしたらいいかといったことで，「可能な目標を具体的に考えてくれる」とは，どこそこに行く，買い物に行くとかそういったことを指します。反対に，何もできることはありませんと言われた場合，言われなかった場合より，3.2倍希望をもてない，ということになります。

表2 「患者が希望をもつことができる」につながる医療者の態度

	希望をもつことができた	希望をもちながら心の準備をすることができた
代替療法（民間療法）の相談に乗ってくれた	―	3.1倍できやすい 3.1 [1.8-5.4] $p < 0.01$
体力をつけることに役立つ方法を考えてくれた	1.9倍できやすい 1.9 [1.2-3.0] $p=0.012$	―
可能な目標を具体的に考えてくれた	1.9倍できやすい 1.9 [1.1-3.3] $p=0.016$	―
何もできることはありませんと言われた	0.32倍できにくい（3.2倍希望をもてない） 0.32 [0.15-0.68] $p < 0.01$	―

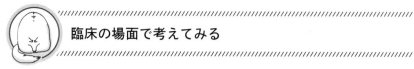

　代替療法の位置づけについてはいろいろな考えがあると思うのですが，筆者は，比較的「ええんちゃう？」派だと思います。ものによりますが，特に，標準的な治療が尽きてきている患者さんの場合，それでも何か治療をしていることが心の支えになる人は少なくありません。確実に有効な治療をやめてしまって，unproven な（効果の確認されていない）治療に向かっていこうとする人には止めますが，現代医学で「次の治療はもうありません」になって，「じゃあ，○○も考えてみるか」という人には無下に否定はしていません。

　重要な視点はいくつかあります（ 表3 ）。

　大きなところでは，代替療法だけではなく，他の「できること」を総合的にサポートするということでしょう。研究で用意した項目では，「代替療法の相談に乗ってくれた」（代替療法をすすめてくれた，ではないことに注意）の他に，「体力をつけることに役立つ方法を考えてくれた」「可能な目標を具体的に考えてくれた」が同定されましたが，総じて言えば，「できることを一緒に考える」ことに集約されます。その時に患者さんとご家族が困っていること，悩んでいることにそのつど対応していくという全体像が大事になります。多くの場合は，食事，運動（リハビリ），生活のことが多いと思いますが，例えば，運動であれば（骨転移に影響のない）筋肉の動かし方を実際に伝えて，診察の時に一緒にやってみるとか，そういう1つひとつのことが大事です。

表3　他に有効な治療がない終末期がん患者さんが希望する代替医療に関する視点

- 代替療法だけではなく，他の「できること」を総合的にサポートする
- 「生きるための努力」と並行して，（言葉にしていなくてもいいので）病状が悪化した時の対応も想定することが少しずつ進んでいるかを見る
- 高額・無慈悲なものではないかを確認して，場合によってはやめたほうがいいとはっきり言う
- 患者さん・ご家族全体の希望と合っていることを確認する

もう1つの大きなところでは，医療者は病気が悪化してくると，準備（悪化に備える）のほうにばかり関心がいきますが，患者さんが希望をもっているのはいいことだという認識でいることも重要です。この希望というのは具体的に○○がしたいということではありません。「明日は今日よりも何かいいことがあるだろう」と思えることを generalized hope といい，何かいいことがあると思えなければ，人は生きていくことができません。明日は今日よりは何かいいことがある，来月は今月より何かよくなる，そう思えるから今日がんばれるんですよね？　人間は貧困だろうと孤独だろうと終末期だろうと同じです。絶対的に，希望が必要なのです。

がん領域ではあまり取り上げられませんが，人は（生命のあるものは），eternal life の希望（不死の願い）を本質的にもっているとの指摘もあります [3]。例えば，お昼のご長寿番組で，93歳の元気なご長寿が登場して，「先々の目標は何ですか？」「あと50年生きることだいな（わはは）」と答えるとなんとなく会場がほんわかした雰囲気になります。一方で，進行がんの患者さんが「あと2か月生きたい」というとし～んとなってしまうのはどうしてなのか…。

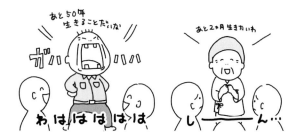

確率的にはむしろがん患者さんが2か月生きるほうが確率は高いかもしれないのに，医療者の多くが希望をもつことが悪いことであるかのように思ってしまいます。希望をもっていることはそれはそれでよいこととして，病状が悪化した時の想定も少しずつ進んでいるかを，何気なく気にかけるというくらいのスタンスが，患者さん・ご家族にとっては脅威にならないのかなと思います。

そういった大枠での対応をしながらですが，代替療法に限っていえば，高額・無慈悲なもの（悪化したら一切の責任は負いませんという一筆を書かせるなど）ではないかを確認して，ちょっとこれは悪徳業者か…と思えば考え直すように（他の方法もあるのではないかというように）言うことはあります。患者さん・ご家族全体の希望と合っていることも大事で，誰か近所の人や親せきのおばさんにやらされていないかにも気をつけています。

　代替治療については，目を見て話すこと自体が患者さんやご家族の「ちゃんと考えてもらえている」という気持ちにつながります。代替医療をしてもいいかに回答がほしいという患者さんやご家族もないではないですが，たいていの場合は判断を求めているわけではなく，悩みを聞いて相談に乗ってもらえればいいという時が多いと思います。

例えば…

● **栄養補助食品など害はないだろうと思われるものの場合**

「（成分をちゃんと読んで）なるほど一〇〇が多めに入っているんですね。〇〇は免疫のはたらきが上がることがわかっているので，お食事とかもとって，それでこれもとるならいいことはあっても，悪いことはないでしょうね…」

「△△はちょっと聞いたことがないけど，なんだろ…（ネットで調べて）なるほどー。あまり詳しくはないけど，菌の一種で免疫を上げる作用があることが動物だとわかっているみたいですね」

● **肉類を一切とらないなど，現代医学からみて害を及ぼすと考えられるものの場合**

「（説明書を読んで話を聞いた上で）なるほどー，それは確かに意見としてはあるかもしれませんねぇ…。ただ，僕は今の医学の枠で考えるのが仕事ですから，〇〇するとかえって身体をつくる栄養がなくなって，よけいに腹水が増えたりするんじゃないかと思うんですけど，どうでしょうねぇ」（正直，医師としてはすすめたくないということが雰囲気で伝わるようにする）

● **医学的にはともかく，高額な費用など詐欺ではないかと疑わしいものの場合**

「（説明書をよく読んで話を聞いた上で）なるほどー，いいこといっぱい書いてありますねぇ…，これを見たら心が動きますよね，う～～ん…（難しい顔）。初回に〇百万円かかって，もし具合悪くなっても対応しないって書いてありますねぇ。これは僕個人の意見なので，正解っていうわけじゃないんですけど，この『具合が悪くなった時は知らない』っていうのは，もし自分がこれをするとしたら誠実じゃないなぁと思って…。自分や自分の家族なら，もしやっても，信頼してやるって感じじゃなくて，まあある程度疑ってかかるっていうか，油断しないって立場でやる

かなぁと思いますよ」(相手の様子を見ながら，だまされているということも可能性として考えてほしいと思っていることが雰囲気で伝わることが目標。その場でやるやらないという結論が出なくてよいし，人によっては唯一のすがるものであれば目をつぶることもある。他に頼れるものが見つかりそうな時は，もっと強めに他のものをすすめる)

まとめ

代替療法は，状況によっては患者の全体的な健康を精神的な面からも支えられることがあります。一括してだめではなく，できることを総合的にサポートする取り組みの一環として，「相談に乗る」ことができるといいですね。

文献

1) Hyodo I, Amano N, Eguchi K, et al.: Nationwide survey on complementary and alternative medicine in cancer patients in Japan. J Clin Oncol, 23(12):2645-54, 2005.
2) Shirado A, Morita T, Akazawa T, et al.: Both maintaining hope and preparing for death: effects of physicians' and nurses' behaviors from bereaved family members' perspectives. Pain Symptom Manage, 45(5):848-58, 2013.
3) Peacock S, Duggleby W, Koop P: The lived experience of family caregivers who provided end-of-life care to persons with advanced dementia. Palliat Support Care, 12(2):117-26, 2014.

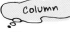

リアルな指示がくる

　最近の若い医師には，「僕，指示出すって言葉いやなんですよ。なんか看護師さんに偉そうに言ってるみたいでしょ？」という人たちがいます。ちょっと偽善的な匂いを感じないでもないが，それに対する筆者の受け答え「そう？ 俺なんか，○○さん (組んでいる緩和ケア看護師) から『早く指示出して，早く!!』っていうリアルな指示がくるけどね…」。言葉の本当の意味は前後の文脈で違うというお話です。

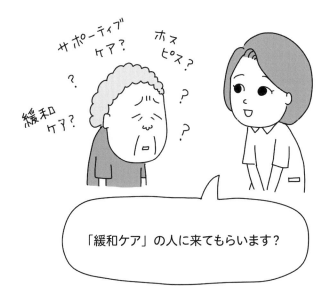

緩和ケア

vs.

ホスピス

vs.

サポーティブケア

言葉のイメージは学会が定義したら世の中で決まるのではなく，文化や時代でだんだんと定まってくるものです。緩和ケアという言葉が終末期を連想させるので，palliative care を supportive care に置き換えると何かいいことがあるのかという議論を考えてみます。

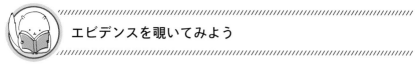

エビデンスを覗いてみよう

　89名の女性のがん患者に，supportive care（語感のピタッと来る日本語がないんですが支持療法とかサポーティブケアとか呼ばれています），palliative care（緩和ケア），ホスピスに関するニュース（情報）がありますと提示して，どの記事を読みたいかを聞くという研究です[1]。「ホスピス」というのはアメリカではおおむね在宅サービスを主とするホスピスケアを意味しますが，対象は原疾患の治療を行わないかなり終末期の方に限定されることが多く，日本でいうところの緩和ケア病棟（ホスピス病棟）に近いイメージになります。

　全体の33%の患者がすべての記事を見てみたいといい，37%が2つの，20%が1つの情報を見てみたいと答えました（10%はどれも見たくないそうでした）。比較対象となった課題については，82%がサポーティブケア，63%が緩和ケア，48%がホスピスの情報を見たいと希望しました。あわせて，0〜10でどの程度その情報が欲しいかを回答したもらったところ，**図3**のように，やはり，サポーティブケアの情報を知りたいと回答した患者が最も多くなりました。

　中身に何が書いてあるかはともかく，見出しが治らない時のこと，終末期のことと限定されたイメージになると患者さんが見てみようかな，とそもそも思わないという研究です。

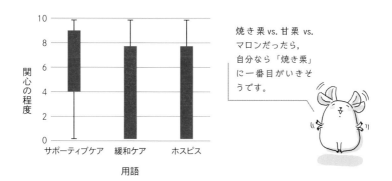

焼き栗 vs. 甘栗 vs. マロンだったら，自分なら「焼き栗」に一番目がいきそうです。

図3　ニュースをサポーティブケア，緩和ケア，ホスピスに関連するものとして紹介した時，患者が何に関心をもつか

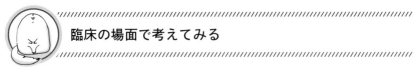

臨床の場面で考えてみる

　この課題を考えるには，そもそも緩和ケアの語源の定義を知っておくと理解が深まります。緩和ケアの語源というと，今では2002年のWHOの定義を最初のものとして認識している人も多いのですが，言葉としての起源は1970年代にさかのぼります。1970年代は，医療のみならず，人権運動，反戦運動，消費者運動などリベラル運動が世界に広がった時期でした。

　緩和ケアにおいては，1967年にイギリスにできた聖クリストファーホスピスの成功がhospice movementとして，終末期の患者でも十分なケアを受ける必要があるという信念のもとに世界中に活動の種がまかれました。日本では1977年に死の臨床研究会が発足し，1981年に国内最初のホスピスが聖隷三方原病院に開設されます。その時期，カナダにおいても，ホスピス運動をイギリスから導入しようとしていたのがMount BMでした。彼はフランス語圏であるモントリオールの病院内に緩和ケア部門をつくろうと思っていました，当初は，ホスピスという名前を導入しようとしたのですが，ホスピスという言葉はそもそもフランスでは，医療機関というイメージではなく，貧困者の生活施設，身寄りのない人の救護所，巡礼に来たが帰れなくなった人の休養所，という語感が強く，病院の中にホスピス？　という変な感じになったわけです。日本だと，病院の中に，「幸せの家」がつくられるような語感でしょうか。

　そこで彼は，ホスピスという言葉をやめて，palliative care（に相応するフランス語）を用いることとし，その後世界で定着していきます。

　ですので，そもそもpalliative careという言葉の出だしそのものとしては，特にホスピスと区別をはかりたいという気持ちもなく，終末期だけでな

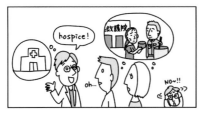

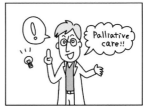

表4 アメリカやイギリスにおけるホスピス, palliative care team, palliative care unit

	ホスピス	palliative care team	palliative care unit
形態	基本的に在宅サービス	病院や地域	数日のみ入院
主なサービス提供者	看護師	医師, 看護師, MSW	医師, 看護師
対象者	終末期患者 (がん患者に限らない)	症状緩和のアドバイス や連携の調整を行う	症状緩和が集中的に 必要な患者

くすべての患者さんの苦痛を和らげるという現在の活動方針を明確に予測していたわけでもないということになります。

　そんな経緯はみなが忘れてしまっている現在, palliative care という言葉はどのようにとらえられているのだろか, というのがここでのテーマです。現在という切り口で, 外国(アメリカ, イギリス)の結果を日本で解釈する場合の予備知識も知っておきましょう。

　アメリカ, イギリスでホスピス(プログラム)というと, 入院施設ではなく, 基本的には在宅サービスで, 時々入所施設をもっていたりする総合的なプログラムを指します(表4)。ホスピス(プログラム)の代表者は通常医師がしていますが, 実際に切り盛りしているのは看護師で, 日本でいうと, 訪問看護ステーションが医師を雇用しているようなイメージのほうがむしろ近くなります。頻繁に患者をみるのは看護師で, 医師は時々しか診察しません。ホスピスの対象は, 治療の適応のない人で, いわゆる終末期患者になります。どの国においても, がん患者さんだけでなくすべての疾患や, 特定の疾患ではない高齢者も対象としていますので, 半数くらいはがん患者さんであっても, 多数は高齢者やいろいろな病気で終末期になっていく人たちを指しています。

　一方, palliative care team というと, 病院や地域で日本でいうところの緩和ケアチームの活動をしており, 受けもちはもたずに, 苦痛緩和やホスピスプログラムに早くつなげる仕事をします。

　さらに palliative care unit というと, 日本のように終末期の数週間〜1, 2か月にわたって入院するようなことはなく, 症状緩和が集中的に必要な患者さんが数日だけ入院して, 目安がつけば(症状緩和がすべて終わっていなくても, 方向性が決まれば), 退院してホスピスプログラムに受けわたされ

ます。緩和ケアを行う集中治療室のようなイメージです。

　日本では，「緩和ケア病棟」と「緩和ケアチーム」が同じ言葉になっていますので，主に終末期に対応する緩和ケア病棟と，終末期でなくても苦痛緩和に対応する緩和ケアチームとの区別はさらにあいまいになっており，「ホスピス」という呼称がない病院の場合，緩和ケア＝終末期につながりやすいという制度上の問題があります。筆者の施設では，ホスピス科と緩和ケア科が別になっていますので，終末期の対応で主治医が交代するのがホスピス科，病状にかかわらず（そもそもがんと診断される前でも）何か苦しいことに対応するのが緩和ケア科で，緩和ケアの場合は主治医や今行っている治療は変わらない，と区別されています。

　supportive care というのはどの国においても新しい言葉で，もともとは，制吐や血球減少などの抗がん剤の副作用対策を指す言葉でした。それが近年になって，がん領域で，患者さんのいろいろなニードに対応することをすべて含む方向に定義が拡大されているため，緩和ケアと同じ内容になっています。国内外のいくつかの施設では，抗がん治療中の緩和ケアを行う部門を緩和ケア病棟と区別することを目的として，サポーティブケアチームと呼び変えています。国内では，国立がん研究センターは緩和ケアチームではなくて支持療法チームという呼称を使っていますし，MD Anderson Cancer Cerner は，緩和ケアの呼称はそのままですが Department of Palliative Care & Rehabilitation Medicine のようにリハビリテーションとくっつけています。これらはいずれも，「やってることは同じ」なのですが，患者さんの気持ちの抵抗を少しでも和らげたいという思いの表れです。

　さて，緩和ケアという言葉に（必要以上に）患者さんのハードルが上がってしまうと，実際には鎮痛薬を調節したら痛みが取れて夜眠れるというだけなのに，治療を受けるためによけいな心理的な負担が生じることになります。そこで，筆者のやり方としては，はじめて患者さんをみる時に緩和ケアチームとかはわざわざ説明せず，「患者さんの今の困っていることに対応する人が来る」という説明でも十分だろう，というスタンスをとっています。筆者が鎮痛のために呼ばれて患者さんに会う時の最初の挨拶はこんな感じです。

例えば…

> 「こんにちは〜おじゃまします〜〜○○さんですか？ ああどうも，森田といいます。○○先生から，放射線やる時に肩が痛いのでなんとかしてあげてって言われてきた，痛み止めを調節する係の医者です」

> 「こんにちは〜おじゃまします〜〜○○さんですか？ ああどうも，森田といいます。○○先生から，なんかどっか痛いんだけど，今ひとつ原因がわからないのでみてほしいっていわれました。どこですか？──あ〜〜そこ？ なるほどね〜」(以降は診察)

　筆者の経験上，患者の困っていることを具体的に最初に挙げて，それをなんとかしにきた，といって「抵抗感がある」人はまずいません。看護職が緩和ケアチームを紹介する場合でも，紹介の目的が「痛みを減らす」「吐き気を減らす」「眠れるようにする」であれば，緩和ケアをしてくれる人という説明よりも，患者さんが困っていることを具体的に挙げて，「痛み止めを調整しに来る」とか「眠れるように調整しに来る」とかのほうがイメージしやすいと思います。実際に来る人が誰で何をしてくれるのかを具体的に説明することが重要ということですね。

　「サポーティブケア」については，実臨床では，「サポーティブケアチームが来ますから」とか言っても，さらに「？？」となる気もします。サポーティブケアという言葉が文化や時代の中で普通の言葉になっていけば，言葉が変わっていくこともありだと思いますが，まだ患者さんの反応は「はぁ？」でしょうね。言葉が定着して意味をもっていくためには時間が必要です。

まとめ

　ホスピス，緩和ケアという言葉に抵抗感のある患者さんは実際にいます。その場合，他の言葉に置き換えてもいいのですが，日本語では置き換える聞き慣れた言葉もないので，「患者さんの困っている具体的なことに対応する人が来る」という説明のほうがしっくりくることも多いんじゃないかなというお話でした。

文献

1) Fishman JM, Greenberg P, Bagga MB, et al.: Increasing information dissemination in cancer communication: effects of using "palliative," "supportive," or "hospice" care terminology. J Palliat Med, 21(6):820-4, 2018.

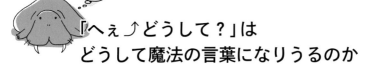

「へぇ↗どうして？」は
どうして魔法の言葉になりうるのか

　エビデンスの本なのにこれでいいのかという気もしますが，筆者がコミュニケーションで一番大事だと思っていることを1つ示しておきます。それは，「なんでそう思うのか」「どうしてそう言っているのか」に常に関心をもつことです。

　「どうしてそう思われるのですか？」だとなんだか詰問調になりますので，筆者は「へぇ↗どうして↗」をよく使います。

↗は共感を含む"へぇ"です。
語尾をちょっと上げる感じといえば
イメージできるでしょうか。

「へぇ↗どうして？」はどうして大事なのか

　「へぇ↗どうして？」を大事にする筆者の意図は，何事にも理由がある，何が普通かはわからない，言葉と意図は違うことがある，といったところです。最近あまり言う人がいませんが，柏木哲夫が「理解的態度」と呼んだターミナルケア従事者に必須な態度とは，「相手の考えているところの本当の意図をなるべく理解しよう」というものでした。「へぇ↗どうして？」をもっと教科書ふうにすれば，「なるほど…○○なお気持ちなのですね。どうしてそういうふうに思われるのか，もう少し教えてくださいますか」ということで，簡単に言えば，(この人のことを)「もっと知りたい」ということになります。

　「モルヒネいやだ」，反射的に「いや大丈夫だから，飲んで飲んで」とか，「副作用がしんどい」に対してすぐに「じゃあ，やめますか」，「介護が大変」に対して「じゃあ入院しますか」ではなくて，その間に1つはさんで，「なんでそういう気持ち(表現，言葉，語り)になるのかをちゃんと理解

しよう」という態度・同じ気持ちにはならない（なれない）と思うけど，せめて，なんでそういうふうに思ったのかを理解してストーリーがわかるようになろう，という態度をシンプルに表す言葉として，「へぇ♪どうして？」はいつも筆者を助けてくれました。

　特に，「え？　なんでだろう」と自分がストレートには共感できない（理解できない）時に，何か判断する前に，理由を知ろうとするはたらきがあるという点に魔法が宿っています。もちろん，「へぇ♪どうして？」が親しみをもって受け取られる場面もありますが，初対面ではもう少し丁寧に発言するのは大人のたしなみとして当然です。事例を2つ挙げてみます。

事例1

突然延命治療を求めた壮年期の男性

　ある50歳代の男性は，Ⅳ期の消化器がんが見つかりましたが，かなり早い時期から今でいうところのリビング・ウイルなど終末期のことを着々と済ませていました。抗がん治療も受けながら，並行して自分がもしいなくなったらのことも考えて過ごされており，まさに，"Hope for the best and prepare for the worst"でした。高校生，社会人の2人の娘さんと，奥さんと（時々は）一緒に病状の説明を聞いて，家族みんなで何が一番いいことかを考えている様子でした。

　かなり進行していよいよベッドからの移動も難しくなり，消化管閉塞で一般病棟に入院して，かねてから予約していたホスピス病棟に転棟待ちになりました。「延命的な治療はまあいいよ」と言っていたこともあり，末梢からの脱水を補う程度の輸液をしていたのですが，ある日，**「高カロリー輸液というやつ，やってほしい。このまま身体が弱ると困るから」**。

　高カロリー輸液をすること自体は難しくないので実施は問題なかったのですが，患者さんのこれまでの希望とあまり一致しない内容だったので，医療者には少しとまどいが生じました。それでも，状態の変化に応じて希望が変わることはまあよくあることで，「やっぱり，いざ身体が弱ると延命的な治療も希望するようになるんだよね」と，なんとなく，病棟でもみんなが納得はしてはいたわけです。

しかし，緩和ケアチームの看護師がちょっと聞いてみました：「ねぇ↗
どうして？」。

　患者さんの抱えている「理由」は，その時の医療チームの誰もが思いついていないものでした。——「自分の部屋の引き出しの一番下に，**去年まで付き合っていた女性との手紙やら写真が入っている**。自分が死ぬ前にあれは処分しておかないと，妻にも娘にも申し訳ない。ホスピスに行くのはいいが，処分しに帰れる体力を一度回復しないと…」。

　この患者さんにとって必要なことは，高カロリー輸液をすることそのものではなく，家にこっそり隠してある思い出の品一式を処分することでした。その後，緩和ケアチームの看護師が，「あいつは口が堅い」と患者さんが言う次女に相談して，写真一式を処分しました（その後女性陣だけで秘密会議をしたかもしれませんが）。

　筆者は年々思うのですが，本当に，すべてのことに「ものには事情がある」。

事例2

かたくなにモルヒネを拒む患者

　60歳代の男性が，肺がんによる痛みと呼吸困難が徐々に強くなってきました。主治医も病棟看護師も薬剤師もそろって，「モルヒネ使うといいと思うよ」とひと通りの説明をするのですが，まったく首を縦に振られない。「患者が麻薬使用するのに抵抗があるので，みてもらえますか」というのは，それなりに緩和ケアチームに多い依頼です。

　その中には，もちろん，ただ説明すれば「ああそうなの」とスムーズに導入される場合もありますが，たいていはみんなストーリーをもっています。

　患者さんに「ねぇ↗どうして？」とやわらかく聞いてみました。

　患者さんいわく，「30年前，親が死んだ時，『今からモルヒネ始めますけどいいですか？』って家族が集められて医者から聞かれた。あの時は，そりゃあ苦しくないほうがいいと思って使ってもらったんだけど。確かに使った後，痛くも苦しくもなさそうだったんだけど，まとも

に話せなくなっちゃったんだよね…。あれでよかったのか，ずっと後悔していてさ。明後日お礼を言わないといけない人が来るんだよ，そんなにすごく痛いとか苦しいってわけじゃないしさ。意識はしっかり保っておきたいわけ。なので，またその挨拶をしてからお願いしたいです」。

　モルヒネを使ったからといって，意識がなくなるとは限りません。確率的には非常に小さいと考えられますが，それでも，ないとはいえない。医療者から見たら年間300名のうちの1名のことかもしれませんが，でも患者さんにとっては，平均として確率が小さいか大きいかは関係ありません。「自分がどうなるかがすべて」です。

　幸い症状もまだそれほどきついわけでもなく，アセトアミノフェンやNSAIDsの注射と少量の抗不安薬を使用してまあまあの症状緩和を行うことで，みんなが同意に至りました。「へぇ♪どうして？」はみんなが納得するストーリーを見つけてくれることが多く，助かります。

まとめ

　筆者が伝えたいことは，何事にも理由がある，何が普通かはわからない，言葉と意図は違うことがある，ということです。ちょっと世間から見たら違うことを言ったとしても，せめて理由くらいは聞いてほしい。何事にも理由がある──そう思うと，コミュニケーションそのものが「なんでこの人，こんなこと言うてはるんやろ」というものに変わります。

〔森田達也：緩和ケアの魔法の言葉―どう声をかけたらいいかわからない時の道標，緩和ケア，26（増刊号）：46-8 より一部変更し再掲〕

「おやじが怖い，おやじはがん性髄膜炎より怖い」

　「何を一番心配されてます？」と聞いた直後の中年男性の言葉。定職につかずブラブラしていましたが，肺がんでがん性髄膜炎が見つかりました。がん性髄膜炎は非常に予後不良で，何か医学的な説明で足りないところはないかなと思って聞いてみたのですが，患者さんの心配していることは，「こんな病気になって，また迷惑かけるって怒られるに決まってる」──人は病気のことだけで悩むわけじゃない（むしろ，病気のことは人生のごく一部だ）とつくづく思うひと言でした。

4章

症状緩和にいかす

ああいう
vs.
こういう

患者さんやご家族の声をもとに，症状緩和にいかせることを少しまとめます。

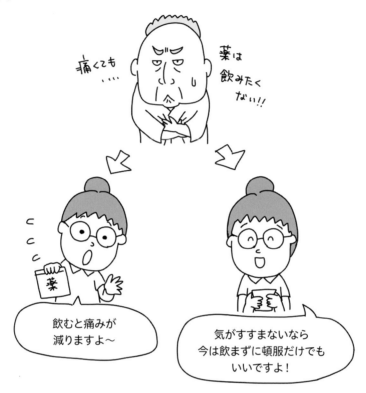

「鎮痛薬飲むと痛みが減りますよ」

vs.

「薬あんまり気がすすまないなら
頓服だけでもいいですよ」

オピオイドについてひと通り説明してもなかなか飲もうとしない方は，
20年前に比べると少なくなったと思いますが，時々出会います。「痛い
ならどんどん飲んでください」と言っても言葉がうつろに響く時，何が
起きているのでしょう。

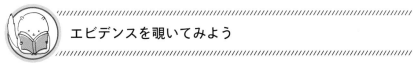

エビデンスを覗いてみよう

　「どうして患者は鎮痛薬（オピオイド）を飲まないのか」についての古典となる有名な研究を最初に紹介しましょう。アメリカの6地域からランダムに選択した終末期患者988名を対象として、痛みの具合、特に「痛みの治療をさらに希望するか、治療を希望しないなら理由は何か」を聞くインタビューが行われました[1]（質問紙調査でもいいのですが、アンケート調査は送っても外国だとほとんど返ってこないので、インタビューがよく行われます）。対象となった患者の約半数（496名）が中程度以上（NRSで4以上）の痛みがありました。さて、「もっと痛みの治療をしてほしい」と希望した患者は、痛みが軽度の患者では6%（は当たり前）でしたが、中程度以上の痛みの患者でも30%前後でした（**図1**）。強い痛みがあってももっと鎮痛薬の治療を希望する患者は39%で、むしろ9%は鎮痛薬を減らすかやめたいと考えており、52%は今くらいの治療を続けてほしいと希望していました。

　さて、痛みの治療を希望しない理由は、がん患者では、「中毒になる」という懸念が40%程度に見られましたが、悪心や便秘などの身体症状の副作用が35%程度、眠気などの精神症状の副作用が35%程度、もともと薬や注射を使いたくないという価値観が29〜45%でした（**表1**）。筆者の知る限り、「もともと薬や注射を使いたくないという価値観」についてしっかり聞いているのは、この研究が最初で最大ではないかと思います。

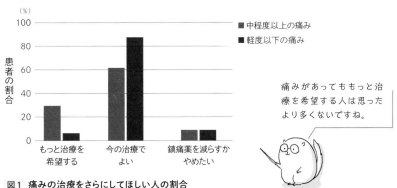

図1　痛みの治療をさらにしてほしい人の割合

表1 痛みの治療を希望しない理由

鎮痛薬の治療を希望しない理由	
1か月以内に医師の診察を受けた患者	
・中毒になるから	37%
・身体的な副作用	33%
・精神的な副作用	34%
・もともと薬や注射を使いたくないという価値観	29%
1か月以内に医師の診察を受けていない患者	
・中毒になるから	41%
・身体的な副作用	35%
・精神的な副作用	35%
・もともと薬や注射を使いたくないという価値観	45%

表2 臨床でよく出合う，痛いのに鎮痛薬を使わない理由とすすめ方

- 家族をがんで亡くした時にぼんやりしている様子だった
  （医師から説明を聞いた場合もあった）
- （麻薬を使うかどうか）どうしますか？ と聞かれると困る
- もし副作用が気になるならやめてもいいですよ，と言ってもらえる

　もう1つの有名な研究，「どうして痛いのに鎮痛薬を使わないのだろう」を本当に今痛みのあるがん患者にインタビューした研究があります（ **表2** ）[2]。患者が痛み止めを使わないわけは，想像でいやだと言っているわけではなく，家族をがんで亡くした時に患者が麻薬を使ってからぼんやりしている様子だったから──中には医師からこれを使うと寿命が縮まるけどいいかと（その時家族として）説明を聞いたという患者もいました。また，鎮痛薬をすすめる医療者の態度として，「（麻薬を使うかどうか）どうしますか？ と聞かれると困る」という指摘がしばしばなされました。自分にとっていいことなら自信をもってすすめてほしい，どうしますかと聞かれても答えようがないということです。研究者にとって意外だったのは，「安全だからちゃんと飲んでください」と言われるよりも，「試しに飲んでみて，もし副作用が気になるならやめてもいいですよ，と言ってもらえる」ほうが安心できるということも挙がっていました。

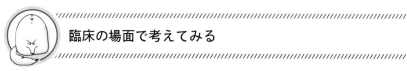

臨床の場面で考えてみる

　「痛いけど鎮痛薬をなかなか飲まない患者さん」に出会った時，「飲んで！」「飲まない」「大丈夫だから飲んで！」「飲まない」の押し問答になっている状況に時々出合うのですが，人の行動には何か理由があるはずだと考えれば，どうして飲まないのかのわけをまず理解しようという気になると思います（ものには理由〈わけ〉がある——好きな言葉です）。

　筆者の臨床経験上一番多いのは，「そもそもそんなに薬を使わない」です。風邪を引いても，下痢や嘔吐をしても，インフルエンザになっても薬は飲まなかった，それで治ってきた，薬を身体になるべく入れたくない（抗がん剤は仕方ないけど…）。「もともと薬や注射を使いたくないという価値観」というやつでしょう。これは価値観なので，説明したら何か安心するということでもなく，ますますうさんくさい感じになってしまう場合も多いです。「ざるそばにはワサビでしょ？」「いや七味だ」「ワサビのほうがおいしいですよ」「いや俺はずっと七味だ」と言い合っているみたいなもんで，ひと通りの情報をお伝えしたら，あとは，患者さんの価値観を尊重するという"待ちの姿勢"がいいのではないかと思います。

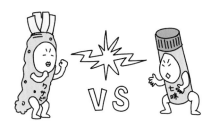

　次いで多いなぁと思うのは，「眠くなると困る」「食欲がなくなる」といったあたりでしょうか。食欲不振は鎮痛薬のせいではないかもしれませんが，悪心・嘔吐までいかなくても，これ飲むと便秘になってなんだかおなかの具合が悪くなるので回数はちょっと減らしてる，という人はわりといるように思います。この時にまずすることは「副作用への対応」であって，「鎮痛薬をすすめる」ではありません。食欲不振については，便秘が原因

だったらなんとかできます（ナルデメジンとか）。食欲不振に対する薬として
てドンペリドンを食前に出してもいいでしょう。眠気のほうは対応しにくい
こともありますが，日中に眠気の出る薬が多めに出ていれば夜間に回すと
か，（昔はリタリン®が出せてよかったのですが，今は出せないので）カフェ
インを投与してみるといったあたりの対応でしょうか。なんにせよ，鎮痛
薬をすすめる前に，理由となっていることがあればその対応をするというこ
とです。

「（麻薬を使うかどうか）どうしますか？ と聞かれると困る」も，はっとさ
せられるものです。レスキュー薬がありながら，薬局で「なるべく使わな
いほうがいいですよ」とか言われると，どっちやねん…という感じになりま
すので，レスキュー薬があるなら，「出ている分は，痛かったらいくら飲ん
でもかまいませんよ♪」とさわやかに言うほうがいいでしょう。いくら飲ん
でもいい，だとかえってわからないので，具体的な数値を言っておく手も
あります。

「飲んでみて，やめてもいいですよ」も臨床上気をつけるところで，何か
薬を飲み始めると不都合があっても飲み続けないといけない，と思ってい
る患者さんはわりと多いようです。鎮痛薬の場合，内服期間が長期になら
なければ（飲み始めの時期は），ちょっと飲んでやめて，不都合があればや
めて，でも何の問題もありません。

2つまとめて，以下のような言い回しになるでしょうか。

例えば…

● 疼痛時の回数を説明する
「疼痛時の頓服は6回くらい飲んでもまったく問題ありません，効きすぎても
ちょっと眠くなるだけだから，腎臓とか肝臓とか内臓には負担かからないので。眠
気が来てなくて，痛いなら繰り返して飲んでください」

● オピオイドの開始時に，不都合があればやめられることを保証する
（看護師の場合）「先生が出してくれているので，他の患者さんも問題なく飲めてます
のでまず試しに飲んでみましょう。もし，眠すぎるとか効きすぎるとかいうことが
あったら，やめてもいいか先生に聞いてみて，他の合う薬に代えてもらえるの
で。たいていの方は，わりといいっておっしゃってますよ」

表3 鎮痛薬をなかなか飲まない患者さんへの対応の要点

- 何が理由かを確認する
- 身体的な副作用・精神的な副作用——副作用に対応する
- もともと（何であれ）薬や注射を使いたくないという価値観——ひと通り説明したら待ちの姿勢
- 自信をもって飲んでいいことを明るく言う（「なるべく飲まないほうがいい」は NG）

　少し注意しないといけないのは,「ご家族への説明」です。日本でもよく見る光景ですが,終末期に「モルヒネを増やしていきますと,意識がもうろうとして,寿命も縮まるかもしれませんがいいですか」「(泣く泣く)仕方ありません。お願いします」…。

　日本人の2人に1人ががんになる時代ですので,この説明を受けた「ご家族」も50%の確率でがん患者となり,いつか麻薬性鎮痛薬を必要とします。その時に,そういえばこれ飲むともうろうとして寿命縮まるって言ってたなぁ,ということが世代を超えて繰り返されないように,ご家族に対しても(確実でない限りは)麻薬のせいで寿命が縮まるという類いの説明はするべきではないでしょう。

　以上をまとめておくと, **表3** のような感じになります。

まとめ

　「鎮痛薬を飲まない」にも何か理由があります。価値観なら様子見,
　副作用なら副作用の対応,過去の認識なら体験を聞くこと——理由に
　1つずつ対応していくと,自ずと結果がついてきます。

文献

1) Weiss SC, Emanuel LL, Fairclough DL, et al.: Understanding the experience of pain in terminally ill patients. Lancet, 357(9265):1311-5, 2001.

2) Reid CM, Gooberman-Hill R, Hanks GW: Opioid analgesics for cancer pain: symptom control for the living or comfort for the dying? A qualitative study to investigate the factors influencing the decision to accept morphine for pain caused by cancer. Ann Oncol, 19(1):44-8, 2008.

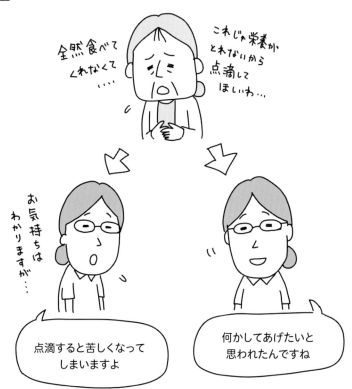

「点滴すると苦しくなりますよ」

vs.

「何かしてあげたいことが
あったんですね」

点滴は単なる治療ではなく,「生命(命)の証し」というところが洋の東西を問わずあり,食事がとれなくなったら「点滴してあげたい(栄養をとらせてあげたい)」という気持ちになるのは自然です。エビデンスだけでわりきれないところをみてみます。

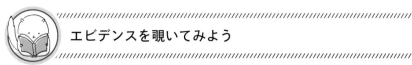

エビデンスを覗いてみよう

　そもそも点滴すると寿命は延びるのか——当たり前ですが，内臓が元気で食事だけができない時は，寿命は延びます。食道がんとか，頭頸部がんとか。これは当たり前なのでいちいち研究しようとは思わないところです。似たところに消化管閉塞で全身状態がいい場合というのがあり，こちらは多少疑わしいところもあるのか実証研究もありますが，全身状態がいい場合には高カロリー輸液で生命予後は延長するというのもまあ妥当だと思います。

　さて，研究してみないとわからなくなってくるのは，経口摂取が減ってきているけれど，臨床的にみて生命予後が数週から1，2か月かと思われるような場合。この時に輸液は生命予後を延長するのかしないのか——これは完全にはわかっていない課題ですが，有名な研究があります[1]。アメリカの6つのホスピスの患者129名を対象にしたランダム化比較試験では，1,000 mLの皮下輸液と100 mLの皮下輸液が比較されました（100 mLというのは，何もしないと点滴してないと患者にもわかってしまうので，袋をかけてブラインドするために少しだけした＝薬物療法試験のプラセボと同じという意味です）。

　もともとは輸液をするほうがオピオイドによるせん妄が少なくなるのでは？ を示そうとした研究ですが，生命予後も見ていて，結果としては2群で生命予後に変わりはなかったとしています（**図2**）。ただし，この研究の

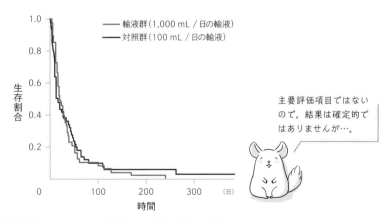

主要評価項目ではないので，結果は確定的ではありませんが…。

図2　終末期の 1,000 mL の輸液による生命予後の影響

対象はまあまあ水分摂取のできる人で，重度な脱水のある患者（ほとんど水も飲めないような人）にも当てはまるというわけではありません。

　食事ができない時は，命の長さへの影響もさることながら，食べられないことそのものによる精神的なつらさというのは尋常ではありません。まだ日本では注目されていませんが，eating-related distress（ERD：日本語訳は定まっていませんが，食関連苦悩という感じでしょうか）といわれます。大阪のがん診療連携拠点病院で治療を受けているがん患者とその家族140名を対象とした研究では，80％の患者・家族が食事に関連したつらさを体験しており，「食事のことで家族と言い合いになる」つらさ（food battle と呼ばれます）も40％程度にみられました（表4）[2]。

　食事というのは単に栄養をとるための行為ではなく，食事をしながら子どもの話をしたり，あ〜今日は機嫌がいいな〜〜（悪いほうが多い夫婦も多いかもしれませんが）とお互いの体調を想像したり，「あ！これ○○に行った時に食べたのに似てるね！」とか過去の思い出を振り返ったり，まさに，社会活動（social activity）でもあるわけです。この研究は，食事をめぐって患者と家族の体験する様々な諸相を患者と家族のペアで調査したという貴重な研究になります。

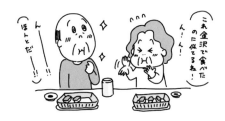

　食事のとれない患者の家族に医療者はどう接したらいいか，国内で452名を対象として行われた遺族調査では，患者が食べられなかったことのつらさとケアに関する満足度に関連する要因を探してみました（表5）[3]。

　コミュニケーションに関することでは，家族が「何もしてあげられないと自分を責めた」ということと，「点滴をするかしないだけではなくて家族の心配ごとも聞いてもらえた」が同定されました。「何もしてあげられないと自分を責めた」家族は，そうでない家族に比べて2.5倍つらさを感じていま

表4 日本のがん患者の eating-related distress（ERD）

eating-related distress（ERD）	患者	家族
もっと食べないといけないのに，食べられない （もっと食べられるようにしてあげないといけないのにできない）	83%	78%
栄養がとれていないから病気が進むと思う	70%	81%
もっと食べるにはどうしたらいいのだろうと思う	63%	83%
食事を食べられなくて作った人をがっかりさせてしまう （患者ががっかりさせていることを気にしていることを知っている）	57%	51%
家族と食事の時間を楽しめなくて悲しい	47%	65%
食事のことで家族と言い合いになる	31%	37%

表5 患者が食べられなかったことのつらさとケアに関する満足度に関連する要因

	食べられないことに関して つらかった	食べられない時のケアに改善が必要だと 思う（ケアに不満足である）
家族が「何もしてあげられないと自分を責めた」	2.5 倍つらさを感じやすい $p<0.001$	1.3 倍改善の必要があると思いやすい （不満に思いやすい）　$p=0.098$
点滴をするかしないだけではなくて家族の心配ごとも聞いてもらえた	—	0.61 倍改善の必要があると思いやすい （不満に思いやすい） = 1.6 倍満足になりにくい

した。後者（心配ごとも聞いてもらえた）は当たり前のような感じなのですが，前者（何もしてあげられないと自分を責めた）は少し目を引きます。どうして自分を責めるんだろう？　と思い起こしてみると…今まで自分が十分なことができなかった，だから今，食事のことでしてあげられなかったことを取り返したいという気持ちがあると考えられます。

　食事は生命の象徴で，どのように説明されたとしても，やはり食べてほしい，食べられるように何かしてあげたい，という気持ちを家族は（患者も）もっています。そこで，「もっとしてあげたい」という気持ちが出てくるみなもとには，「自分が○○してあげていたらこんなことにならなかったのに」「あの時できなかった分，今食事のことをしてあげよう」「（食べられないと）自分が悪かったから病気になっちゃったんだ」と思う心理状態と考えられます。

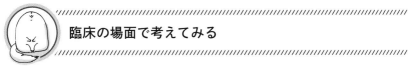

食事が十分にとれない時のコミュニケーションは，身体的なことよりも，より精神的な関心に沿った対応が必要になります。身体的な対応として一般的なことは，悪液質についての教育的対応（psychoeducational intervention）と呼ばれるもので，食べられないから病状が進むわけではない，栄養を強制的に入れても栄養状態がよくなるわけではないことを説明します。

例えば…

「食べられないですよねー。だいたい食べられないから弱っちゃうと思われる方がいるんですけど，医学的には逆で，がんの量が増えると，がん細胞から食欲を減らす物質を出して食事を減らすようにするんですよ。こういう時に外から栄養を入れることは 30 年前はよくやっていて，みんなに食べる以上の点滴をしてたんです。でもそうすると，結局，その栄養もがん細胞のほうにも回りますから，がん細胞のほうも栄養満タンですごく大きくなるんです。そのわりには自分の身体の栄養状態はあまりよくならなくて，腹水がたまったりするので最近はあまりしなくなってきたんです…」

よくある説明だとは思うんですが，「はあ…そうですか…」という感じまではいきますが，「なるほど!!」というほど患者さんもご家族も目が輝くようなことはありません。もやもやしたままです。その理由は，いくら説明されても，感情がついてこないということがあると思います。食事は生命の象徴という感情を伴うことがあるからでしょう。一応の説明は最低限のことで，そこを超えたケアが必要になります。

食べられない時のケアでは気持ちに関心を向けます。「なんだかんだっていっぱい作るんだけど何作っても食べてくれなくて，ほんとイライラしちゃう」「食べられないって言ってるのに，あれこれ作られると，余計に食欲なくなっちゃって…」──診察の合間によく聞くご夫婦間の話です。食事量が減ってくるのは通常であること，無理に食べることを目指してや〜な感じでぎすぎす過ごすよりは食べられるものだけを食べてリラックスして過ごしたほうがいいことを，説得する感じではなく，お互いの気持ちを口に出して言ったり，共有することを通して和らげていきます。

終末期で特徴的なのは，点滴をしてほしいと（患者さんではなく）ご家族が希望する場合，ご家族自身の自責感が反映していることが多いという点です。「点滴してもらわないとどんどん具合が悪くなっちゃう」と気持ちが募っているご家族に，「点滴すると腹水や胸水がたまって余計に苦しくなっちゃうので…」という説明はほとんど心に届かないと思います。そういう時は，例えばこんな感じです。

> 例えば…
>
> 医療者 「もしかしてですけど…ひょっとしてなんだけど，奥さん何か○○さんのことで，自分を責めたり，あれをしてあげたかったとか思われていることありますか?」
>
> 家族（妻）「えっ…そうなの。ずっと夜寝る時にゴホンゴホンしていて，私がずっと一緒に見てたのに，なんであの時に病院に連れて行かなかったんだろう，どうして早く気づかなかったんだろうってそれがくやしくて…」

こそこそっともしかして…と聞いたやりとりが突破口になることがあります。自責感をゼロにすることはできませんが，「丁寧に聞いていく」ことで和らぐことはあります。点滴のことだけではなく，気持ちをケアするという緩和ケアの本丸の出番といえます。

まとめ

食べられない時のコミュニケーションは，事実を伝えるという点は最低限のこととして，その先にある eating-related distress（ERD）まで届くようなケアを心がけます。

文献

1）Bruera E, Hui D, Dalal S, et al.: Parenteral hydration in patients with advanced cancer: a multicenter, double-blind, placebo-controlled randomized trial. J Clin Oncol, 31(1): 111-8, 2013.

2）Yamagishi A, Morita T, Miyashita M, et al.: The care strategy for families of terminally ill cancer patients who become unable to take nourishment orally: recommendations from a nationwide survey of bereaved family members' experiences. J Pain Symptom Manage, 40(5): 671-83, 2010.

3）Amano K, Morita T, Koshimoto S, et al.: Eating-related distress in advanced cancer patients with cachexia and family members: a survey in palliative and supportive care settings. Support Care Cancer, 27(8):2869-76, 2019.

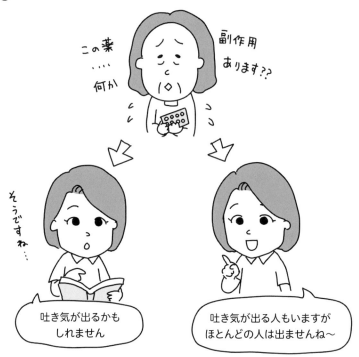

「飲むと吐き気が 出るかもしれません」

vs.

「吐き気はちょっとある人も いますが，まず出ませんねぇ」

ノセボ効果を扱います。ノセボ効果とは，本当は薬ではないもの（小麦粉とか）を飲んでも，「薬です」という説明を受けると，なんとその薬の副作用が高頻度に生じるという現象のことです。いんちきということでもなく，生理現象であることがわかってきています。

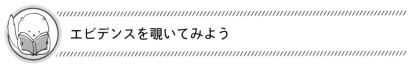

エビデンスを覗いてみよう

　緩和ケアでノセボ効果が注目されるようになったのは，プラセボを使った比較試験がよく行われるようになったこの数年のことです。これまで効くといわれていた緩和治療薬をプラセボと比較すると，あまりプラセボとの差がない結果になることが多くありました。これは，薬が効かないという意味ではなく，プラセボ群でもかなりの症状緩和が得られるということです。同じように，プラセボを使ったランダム化比較試験では，プラセボを飲んだ患者の群でも「副作用」が高頻度に報告されました（これをノセボ効果といいます）。

　当時，倦怠感にメチルフェニデートという精神刺激薬が効くかをみていた研究チームは，プラセボを投与された群で副作用がどの程度出ているかを調べることにしました（表6）[1]。倦怠感に対して行われた2つのランダム化比較試験の合計105名の患者を解析しました。実薬がメチルフェニデートですから，薬かプラセボのどちらかを飲みますが，どちらも「薬の副作用としては，不眠，食欲不振，落ち着かない感じ…があります」という説明を受けます。生じたノセボ効果の頻度は不眠が約80%，食思不振が約50%，落ち着かない感じが約30%とかなりの高頻度でした。

表6　薬を飲んでいない（プラセボを内服した）のに薬で生じる
　　　副作用が起きたと報告した患者の頻度

不眠	79%
食欲不振	53%
落ち着かない感じ	34%
悪心	33%
めまい	30%
動悸	13%

「この薬を飲むと眠れなくなったり，食欲がなくなったりすることがあります」と説明されたら，プラセボでもなんだか調子悪くなりそうですよね。

ノセボ効果については，緩和ケアのみならず薬物療法全体での大きな
テーマになりました。有名なのは，脂質異常症の治療薬のスタチンについ
ての研究です。スタチンで有名な副作用はこむら返りで，こむら返りで薬
をやめることにつながるので重要な副作用とみなされてきました。複数の
ランダム化比較試験でプラセボ群でもこむら返りが起こる（ノセボ効果があ
る）ことが報告されて話題になっていましたが，その後10,180名の患者を対
象としたメタ解析で，患者も治療者も完全にブラインドされている（薬かプ
ラセボかがわからない）状態であればノセボ効果はないということが報告さ
れました（表7）[2]。つまり，医療者を介した何らかの作用として，患者の
副作用が引き起こされている機序が想定されます。

プラセボ・ノセボ効果については，よくまとまった総説も出ているので主
要な知見を表にしました（表8）。緩和ケアとの関連で興味深いことは，あ
らかじめ患者にどのような投薬が行われるかを言うことによって，効果が
強められることもあるし，副作用が生じることもあるということです。「言
葉は薬」とよく言いますが，言葉1つで生物学的反応が生じて実際に患者
に症状が出ることを思うと，副作用の説明ひとつにも症状緩和の観点から
真剣に考えなければという気になります。

表7 スタチンのノセボ効果

	盲検化された試験		完全に盲検化されていない試験	
	プラセボ (n=5,079)	実薬 (n=5,101)	プラセボ (n=3,490)	実薬 (n=6,409)
こむら返り				
患者数	283	298	124	161
副作用率	2.00%	2.03%	1.00%	1.26%
HR (95% CI)	1	1.03 (0.88-1.21)	1	1.41 (1.10-1.79)
p	–	0.72	–	0.006

表8 プラセボ・ノセボ効果についてわかっていること

1. 気のせいではなくて生物学的な反応である

- プラセボ効果では，内因性オピオイド，ドパミン，オキシトシンなどが実際に分泌される。
- 疼痛では，分泌された内因性オピオイドが効果を発揮し，パーキンソン病ではドパミンが効果を発揮するが，生物学的に効果をもたらさない現象では臨床上の効果も生じない（ドパミン放出は痛みに対するプラセボ効果は発揮しない）。
- 痛みに対するノセボ効果は，コレシストキニンによって媒介され，コレシストキニンのアンタゴニストであるプログルミドによって阻害される。
- fMRI を用いた研究でレミフェンタニルが中止されたと認識した患者では（実際には中止されていないにもかかわらず）海馬が活性化する（ノセボ効果により鎮痛効果が低下することを裏付ける）。

2. 言うか言わないかで効果も副作用の頻度も異なる

- 術後に「使う薬は痛みを和らげる強力な効果があります」と言ってからモルヒネを投与すると，投与のタイミングを知らなかった場合よりも痛みが軽くなる。
- β遮断薬を服用している患者で，副作用として勃起不全があることを知らされていた患者では 31% に生じたが，知らされていなかった患者では 16% だった。フィナステリドでは 43% vs. 15% だった。
- 喘息の患者に，（本当は）生理食塩水を吸入したにもかかわらず，「アレルゲンだった」と説明すると，50%の患者に喘息発作の徴候が生じた。気管支収縮薬だと説明されると，気管支拡張薬と説明するより重症の喘息発作を生じた。

3. 作用を体験した時と似た環境や人の伝聞そのものも効果をもたらす

- 乳がんの化学療法を受けている女性の 30%は，以前はなんともなかった環境（病院に行く，白衣を見る，点滴する）ことで，吐き気を生じやすくなる。
- 静脈採血を繰り返された新生児は，アルコール綿で消毒しただけで痛みを感じた時のように泣くようになる。
- 効果のない物質の軟膏を「痛みが生じる」と説明された人が，同室者に説明すると，それを見ていただけの人が同じ効果を体験する。
- 地域住民が有害物質にさらされたと活動を行うと（さらされていなくても），地域において想定された曝露を原因とする症状の発生率が上昇する。

4. 医療者との関係の影響も明らかになっている

- 医師を共感的と認識する患者は，より風邪症状の重症度が低い。
- 医師が治療は効果的であるという態度を示すことで，モルヒネ，ジアゼパム，外用リドカイン，深部脳刺激などの効果が強くなる。

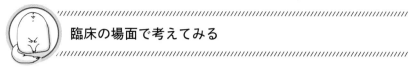

　ノセボ効果の一番わかりやすい緩和ケアの例は，麻薬性鎮痛薬を飲み始める時に時々起こる吐き気の対応です。「これ飲むと吐き気が起きるかもしれません」ということで，かえって吐き気を実際に生じさせる可能性があるとしたら，医療者はどのような注意をすればいいでしょうか。筆者たちのチームの経験では，年々，説明が「軽く（楽観的に）」なってきました。

- **昔**

　「この薬は30％くらいの人で吐き気が出ますが，3日から1週間くらいで慣れてきてなくなります。吐き気が出た時のために薬がありますから，気持ち悪い時はこの薬を飲んでくださいね…」（全体に，まじめに）

- **今**

　「あと，どんな薬でも一緒ですが，飲み始め少し気持ち悪くなる人がいますが，一緒に抗がん剤の吐き気止めでも使う予防薬を飲んでもらうとまず吐き気は起きませんから，一式飲んでおきましょう。少し眠くなるのでちょうど夜眠れるようになると思いますよ！」（全体に，明るく）

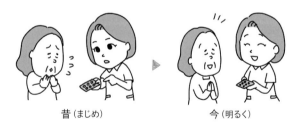

昔（まじめ）　　　　　　今（明るく）

　フレーミングとノセボ効果はそれぞれ違う領域から出ている話題ですが，臨床現場では同じかな？　とも感じます。患者さんになるべく副作用を生じないような説明の仕方に医療者はもう少し熱心になる必要があるでしょう。

　チームで診療していますので，薬剤師が副作用を確認するのであれば，医師や看護師は（薬剤師の言うことについて）みながみな，同じことばかり言わないことも大事かと思います。麻薬が珍しかった時代には，主治医が

「吐き気が…」，緩和ケアの看護師が「吐き気は…」，病棟で看護師が「そういえば吐き気が…」，服薬指導に来た薬剤師が「この薬は吐き気が…」，そうなると，「吐き気が出ないとおかしいのかな」と気になる人にはノセボ効果が強まりそうです。そんな環境を自らがつくっていないかを確認して，もしみんなが吐き気が…吐き気が…と言わなくなった後のほうが患者さんの副作用も減ったとしたら，それはとても興味深いと思います。

　ところで，学術的には，ノセボ効果を臨床でいかすための方法がいくつか挙げられています[3]。
　「副作用がある患者の割合ではなく，副作用がない患者の割合を示すことで，そのような副作用の発生率を減らすことができる」方法は，フレーミングを利用しています（5％で起きる，ではなく，95％で起きないという）。また，contextualized informed consent（状況に応じてインフォームド・コンセントの程度を変えるといった意味）や authorized concealment（患者の了解を得て，重要ではない副作用情報をいちいち言わないといった意味）といわれる方法は，吐き気が一過性に出る，胃がむかつくかも，といった一般的な副作用については患者さんに了解をとった上であえて言わないという方法を指します（とはいえ，いちいち，言わなくてもいいですか？ とも聞けないでしょうが）。
　条件付け効果を利用するという方法は，過去になんともなかった状況を思い出してその時と似たような状況をつくる方法です。例えば，以前にドンペリドンと一緒に内服していれば吐き気が出なかった患者さんに対しては（医学的には薬のために予防効果があったのかどうかがわからなかったとしても）同じように予防内服しておきましょうとするものです。
　ノセボ効果は，今後さらに臨床，特に患者さんの症状を課題とする緩和ケアでは本格的に論じられると思いますが，「自分の説明の仕方で，患者さんに副作用を生じたと体験する頻度が変わるかもしれない」ことを医療者が自覚することがまずは一歩かと思います。

まとめ

- 自覚できる副作用をわざわざかっちりと言うことによって，かえって
副作用を引き起こしている可能性がある場合，副作用が起こりにくい
説明に言い換えることが技術になります。

文献

1）de la Cruz M, Hui D, Parsons HA, et al.:Placebo and nocebo effects in randomized double-blind clinical trials of agents for the therapy for fatigue in patients with advanced cancer. Cancer, 116(3):766-74, 2010.
2）Gupta A, Thompson D, Whitehouse A, et al.: Adverse events associated with unblinded, but not with blinded, statin therapy in the Anglo-Scandinavian Cardiac Outcomes Trial-Lipid-Lowering Arm (ASCOT-LLA): a randomised double-blind placebo-controlled trial and its non-randomised non-blind extension phase. Lancet, 389(10088):2473-81, 2017.
3）Colloca L, Barsky AJ: Placebo and nocebo effects. N Engl J Med, 382(6):554-61, 2020.

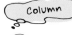

「痛みどうですか？」──「痛み止め飲むと，拷問のようです」

　外来通院中の骨転移痛の強い患者さんに，鎮痛の具合を聞いた時のお返事。飲むと拷問のよう？「それってどういう ??」と聞くと，頸椎に転移があるので，薬を飲むたびに上を向くとただでさえ痛い上に痛みが強くなり，拷問のようという意味でした。オキノームを水に溶いてストローで飲むようにしてもらったら，拷問ではなくなりました（あせった…）。

　「拷問」のような印象の強い言葉は，本人の使っている意味と，こちらの印象から受けるイメージが違うことがありますので，どういう意味かを確認するとよいです。筆者の経験では，「尊厳死」「自然な」という言葉を使う患者さんやご家族も違う意味を言っていることが多く，やや注意です。本来の「自然な」は，自然なだけに人間には厳しい現実が待っているかもしれないのですが，自然なという言葉で厳しさを隠してしまっているような気もします（自然なお産，自然な最期，は，本当に自然を求めるならかなり壮絶になる可能性も覚悟しなければなりません）。

5章

日頃の
立ち居振る舞いの

ああする
vs.
こうする

座ってしゃべる，スマホを使う，そんな普段
の立ち居振る舞いに関する実験から学びます。

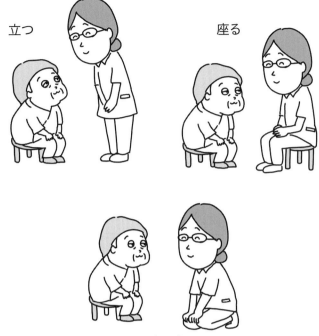

立つ　　　　　　　　　座る

ひざまずく

立っている
vs.
座っている
（座りすぎもよくないか?）

「患者さんと話す時は立って見下ろすんじゃなくて，座って話すように」
…現場に出ると必ず言われるのですが，立っている vs. 座っているを
科学するとどういうことがわかるのでしょうか。思ったより（思った通
り?）もう少し深みのある結果が待っています。

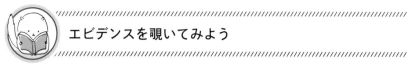

エビデンスを覗いてみよう

　最初にこのテーマを実際に研究したのは Bruera 先生（現 MD Anderson Cancer Center）で，緩和ケアにおいてはすべての研究領域でのパイオニアです。

　168 名の進行がん患者に，医師が患者と話しているところに関する 2 つのビデオを見て評価してもらいました[1]。1 つは「座って」話しており，もう 1 つは「立って」話しています。評価項目は，Physician Compassion Scale と呼ばれる，医師が親身になってくれているかどうかを評価する尺度を使っています。

　結果ですが Physician Compassion Scale では，合計点でも，個々の項目（冷たい／あたたかい，感じが悪い／感じがいい，など）でも，いずれも座っているほうに軍配が上がりました（**表1**）。追加で，「どっちの医師を好むか」という簡単な質問をしたところ，50％は座っている医師を選びましたが，32％はどちらでもよく，17％は立って話す医師を選びました。

表1 「座って話す vs. 立って話す」での医師が親身になってくれているかの患者評価の違い

	医師が座って話す（SD）	医師が立って話す（SD）	*p*
Physician Compassion Scale の合計点	33.1（10.8）	28.8（12.5）	< 0.0001
冷たい／あたたかい	6.4（2.3）	5.5（2.7）	< 0.0001
感じが悪い／感じがいい	6.8（2.4）	6.1（2.5）	0.0006
よそよそしい／親身になってくれている	6.4（2.5）	5.6（2.8）	0.0001
心配りがない／気遣いがある	6.6（2.4）	5.6（2.8）	< 0.0001
あたたかみがない／あたたかい	6.9（2.4）	6.0（2.7）	< 0.0001

ざっとみると座って話すほうがいいということになるのですが，もう少し踏み込んだ質問をしています。「座って話す／立って話す」の他に，患者が望みそうなこと——目を見て話す，きちんと挨拶する，握手する，嘘をつかないについて，どれくらい大切かを0〜10点でつけてもらいました。そうすると，「座って話す／立って話す」ということの重要性はそう高くありませんでした（座って話すのを好む患者では9点でしたが，立って話すのを好む患者では座っているか立っているかは6点，どちらでもよいといった患者でも6点くらいの重要性でした）。一方，目を見て話す，きちんと挨拶する，握手する，嘘をつかないことはすべて9点以上でした。このことから，確かに，立って話すか座って話すかも大事ではあるだろうけれど，それより大事なことがいっぱいあるという結論をしています（表2）。

　ところで，目を見て話す，きちんと挨拶する，握手する，嘘をつかない…は多少米国的であり，じーっと目を見すぎると日本では少し失礼な感じもしますし，「Hi, Dr. Morita です」といって握手をしようと手を差し出したら「あれ？」という雰囲気になる日本人も多いでしょう。日本には日本の共感を表す方法があると思いますが，いずれにしろ，立つか座るかだけでもないよ，ということかと思います。

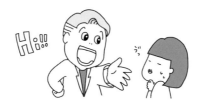

表2 「座って話す／立って話す」以外に重要なこと

	座って話す	立って話す	目を見て話す	きちんと挨拶する	握手する	嘘をつかない
座って話すのを好む患者 (n=87)	9 (7-10)	2 (1-4)[a]	10 (9-10)	10 (9-10)	10 (9-10)	10 (10-10)
立って話すのを好む患者 (n=14)	6 (5-8)	6 (2-8)[b]	9 (8-10)	9 (8-9)	10 (9-10)	10 (10-10)
いずれでもよい患者 (n=66)	6 (5-8)	5 (3-5)[c]	9.5 (9-10)	9 (8-10)	9 (8-10)	10 (10-10)

[a] $p < 0.001$, [b] $p = 0.91$, [c] $p < 0.001$ (Wilcoxon two-sample test)

同じチームからの研究をもう1つ（今はスイスの腫瘍内科医となった，日本大好きの Strasser 先生です）。こちらも「立って話す vs. 座って話す」ビデオを 69 人の患者さんに見てもらいました[2]。やはり，51％が座って話すほうがいいと評価しましたが，26％はどちらでもよい，23％は立って話すほうがいいと回答しました。医師をどう思うかについて，Physician Compassion Scale の他に，General Physician Attributes，患者の満足度も聞いてみました。そうすると，Physician Compassion Scale では座っているほうがややよい傾向にありました（差はそれほど大きくありませんでしたが）。今回追加した他の指標（General Physician Attributes や満足度）では立っているか座っているかに目立った差はありませんでした。この研究では，立って話すか座って話すかは患者の好みでどちらでもよいと結論しています（表3）。

何かと何かを比較する時に，効果を表す尺度ががちっと決まっていない緩和ケアの領域では，測り方によって結果がちょっと変わってしまうことも多いのですが，今回の結果は，Physician Compassion Scale では座っているほうがおおまかにいえば好まれる傾向にあります。ただそれだけでいいかというと，人によっても違いますし，座っていればそれだけでいいかというとそんなことはなく，ちゃんと真剣に話を聞いて（目を見て）ほしい，という解釈が妥当というところです。

表3 「座って話す vs. 立って話す」での医師が親身になってくれているかの患者評価の違い

	座って話す（SD）	立って話す（SD）	p
Physician Compassion Scale 0-50	30.4（12.8）	27.6（12.7）	0.073
General Physician Attributes 0-10			
患者にとってベストなことをしてくれている	6.6（2.9）	6.4（2.6）	0.643
患者が意思決定に参加できる	6.5（3.2）	6.0（3.1）	0.226
患者が質問しやすい	6.7（3.0）	5.9（2.8）	0.053
患者の気持ちに対応している	6.0（3.1）	5.4（3.1）	0.118
患者に配慮している	6.7（2.8）	6.1（2.9）	0.093
患者の満足度	53.9（29.3）	52.0（28.9）	0.56

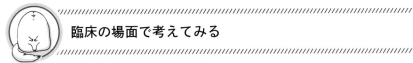

　緩和ケアの教科書には，患者さんのお話は必ず座って聞くこと，という教えがあります。確かに，少し時間をとって診察する，お話しする時は座っているほうが落ち着くと思うのですが，最近，短時間の複数名で行う回診でも，「みんなその辺に座っている（「床にしゃがんでいる」」図を見ることがあります。緩和ケアチームの回診になると，医師，看護師，精神科医，薬剤師，心理士，MSW，栄養士，○○療法士…となんだかものすごい人数になっている施設もあり，その人たちがまとまって座っていると，患者さんのほうが気をつかって「せめて椅子に座ってもらったほうが…」。これはこれでかえって気をつかうなら，一考の余地があるのではないでしょうか。

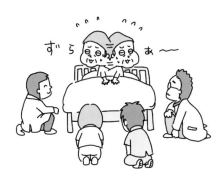

　筆者が病棟でパソコンにカルテを書いている時でも，世の中の居酒屋とかの風潮もあるのか，看護師さんが「せんせーちょっと○○さんのことなんですけど…」と言って，突然，椅子に座っている筆者に片膝つく感じで下目線になると，「あ…立ったままでいいです」と思うところ。

　現場での出来事を踏まえて考えると，座って話す vs. 立って話す課題は，もともとは，「患者さんを見下ろすように」（しかも，患者さん＝1人の人間ではなく，患者さん＝病気，として）見ていた時代での人間尊重の証しとして生まれました。時代が過ぎた今は「座って話す vs. 立って話す」だけが重要ではなく，患者さんに関心をもって心配する態度が満ち満ちていれば姿勢はそれほど大事でもないというほうが正確になってきたともいえます。

確かに，座って話はしているけど，まったく目を見ず，挨拶せず，何を聞いてもまともな（聞いた意図をくみとった）返事が返ってこない医者が来たら，立っててもいいから，ちゃんと目を見て，聞いたことにはなんでそういう質問をしたのかをわかって答えてくれる医者に代わってほしくなります。

「座って話すこと」にこだわらずに，患者さんにとって自然になるような姿勢をとればいいということかと思います。

まとめ

「座って話す vs. 立って話す」では，全般的には座って話すほうがいいですが，それより大切な，きちんと患者の質問を理解して対応することのほうが重要です。

文献

1）Bruera E, Palmer JL, Pace E, et al.: A randomized, controlled trial of physician postures when breaking bad news to cancer patients. Palliat Med, 21(6):501-5, 2007.
2）Strasser F, Palmer JL, Willey J, et al.: Impact of physician sitting versus standing during inpatient oncology consultations: patients' preference and perception of compassion and duration. A randomized controlled trial. J Pain Symptom Manage, 29(5):489-97, 2005.

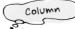

不条理

緩和ケアの仕事をしていると，不条理によく出合います。たいていの場合，死は予期していない時にやってきますが，なお悪いのはそれに理由がないことです。いいことをしている人にいいことがあるとは限りません。極悪人も長生きします。

不条理をどうやって引き受けていくか――「どうして？ どうして自分が？」に納得のいく答えなどありません。世の中の出来事は不条理に起きるのですが，不条理にどう対応するか――カフカ以降の深まりはあるのかな…。

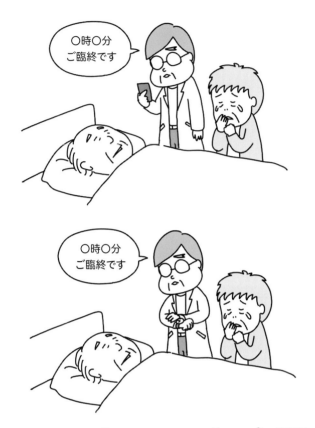

スマホで死亡確認

VS.

時計で死亡確認

「死亡確認の時には，瞳孔を確認したほうがいいのか」「心音は聴くものか，モニターで確認するものか」など，みんなどうしてるんだろうという疑問が浮かぶものです。その中でも，死亡時間を確認するのは「スマホか，時計か」を紹介します。

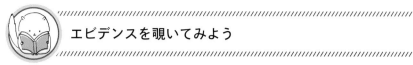

エビデンスを覗いてみよう

　92名の市民（ということは，実際上，ほとんどが遺族でもあります）が，一連の死亡確認の流れを細かく分けたビデオを見ました。最初に，①ご家族が少しあわてているのを落ち着くまで待つ vs. 待たない，次に，②（当直している医師が確認するという場面ですので）経過を聞いていると言う vs. はじめて診察するふうである，③確認した後に聴診した後の上着を丁寧に戻す vs. 戻さない（尊厳をもって診察するという概念の表現としました），④死亡確認の時間をスマホで確認する vs. 腕時計で確認する，最後に，⑤患者さんの様子を確認して苦しくはなかったことを医師の目から伝える vs. 苦痛については言わない，という5つの場面ごとに，医師の共感性を Physician Compassion Scale で聞いています[1]。

　結果としては，想定していたすべての場面で予想通りだったのですが，落ち着くまで待つ vs. 待たないについては，「待ちすぎ」な評価でした（待たずにすぐ確認するほうがよい）。それ以外の項目では，経過を聞いている＋上着を丁寧に戻す＋時計で確認する＋苦しくはなかったことを伝える，を行った医師が共感的であると評価されました（ 図1 ）。

　「スマホか，時計か」については，時計に明確な軍配が上がっています。

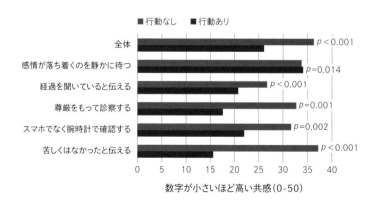

図1 死亡確認方法の違いによる医師の共感性の評価

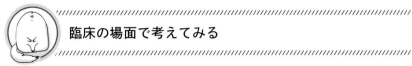
臨床の場面で考えてみる

　筆者の知る限り，死亡確認をどの時計でするかは医師によって少しこだわりがあり，自分の普段使っていない懐中時計でする，患者さんが使っていた時計でする，部屋の中にあった時計でする，正確な時間ということで117（時報）で確認する（最近はスマホで確認する）といったバリエーションがあります。「患者さんが使っていた時計でする」理由を聞いた時は，その先生は，「時間は患者さんのもっているものだから」と答えてくれました。筆者は部屋にある時計を「みなさんの見ていた時計はどれですか」とか聞いて，その時間をいうことが多かったです。

　スマホを時計の代わりにすることのよくないところは，「スマホを見ている理由がわからないこと」かと思います。研修医が診察中にスマホを見だしたら，筆者は，「何かわからなかったから調べているのかな」と思いますが，人によっては，「なんだ，LINE のチェックかよ」とか思う人もいるかもしれません。今回のことでいうと，スマホで時間を確認するにしても，「時間を確認しますね」と言ってスマホを取り出せば，「他のことじゃなくて，時計の代わりにしてるんだな」と思うのでそれほど心証は悪くないのかもしれません。表面的なことだけでなくて，どうしてか？　まで考えるとなかなか奥深いですね。

　とはいえ，もし時計も持っているならスマホを取り出す必要はないので，時計を持っている人は時計で，スマホしかない場合は「時間を見たいので」と確認してからスマホを取り出す，といったあたりが実践としてはいいでしょう。

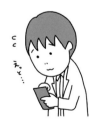
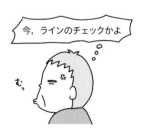

今，ラインのチェックかよ

まとめ

死亡確認の時間は，時計があるならスマホではなくて時計で確認する
ほうがいいようです。心がこもっていれば，患者さんの使っていた時
計，みんなの見ていた時計，いろいろな心遣いを好ましく思ってくれ
る方もいるかもしれません。

文献

1）Mori M, Fujimori M, Hamano J, et al.: Which physicians' behaviors on death pronouncement affect family-perceived physician compassion? A randomized, scripted, video-vignette study. J Pain Symptom Manage, 55(2):189-97.e4, 2018.

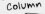

Column

「ちゃんとした返事が返ってくるってことはね，ちゃんと聞いてもらってるってことですからね」

　患者さんの好む医療者（医師・看護師）と，もう来てほしくないという
医療者がいるという話になった時の上品なご婦人の言葉。ちゃんと受け
答えするとか，挨拶するとかではなく，「聞いたことの意図に沿った返事
が返ってくる」ことが，気持ちがわかってもらえている，話が通じてい
るということでしょう。シンプルですが，深いです。「ちょっと眠れなく
て…」という言葉が，睡眠薬が欲しい，という意味であったり，部屋が
暑いので空調が入れられるかなという意味であったり，明日の検査が心
配だという意味だったりします。患者さんの意図を把握できているか，
が，ちゃんと返事が戻ってくるかで評されているということです。日常
生活での「自分の言っていること」がいまいち相手に伝わらなかった場
面を思い出すと，はは〜んと納得のいく核心を突いた言葉です。

6章

予後に関する
コミュニケーション
「わからない」は
とにかくよくない

・・・・・・・・・・・・・・・・・・・・・・・・・・・・・・

「あとどのくらいですか」──緩和ケアで
の山場ともいえる場面でのコミュニケー
ションについて，医師だけでなく看護職に
もできることとして考えます。

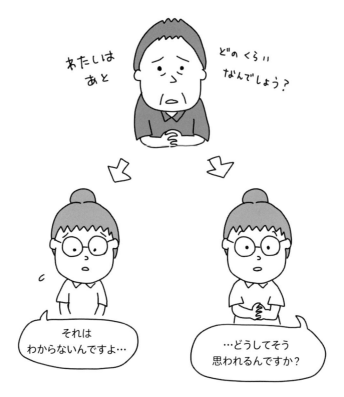

「わかりません」

vs.

「わかりませんけど，
どうしてそう思われるのか，
わけを教えてくださいますか」

「あとどれくらい生きられますか?」は臨床家にとっていつになってもドキッとする問いかけです。なんとなくうやむやにしてしまいたくなるところですが，「自分に聞いてもらえた!」と思えるようになると"ほんまもん"です。

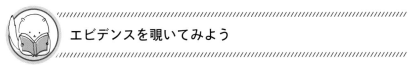

エビデンスを覗いてみよう

　これまたリアルな患者さんを対象に研究できれば本当はいいのでしょう
が，「あとどれくらい生きられますか？」と聞いたまさにそのタイミングで
患者さんをランダム化するのはさすがにできそうにないので，がん患者412
名を対象にして，仮想症例でのいろいろな医療者の反応に対して，好まし
くない(1)から好ましい(6)で回答を求めました[1]。医療者の反応について
は，次の3つの場合を提示しました。

> **1.** 「わかりません」
>
> **2.** 「わかりません。数字はあっても平均値だから，結局当て
> はまるかどうかわかりません」(わからない理由を説明する)
>
> **3.** 「わかりません。でもどうして気になるのか教えてください」
> (気になる理由を聞く)

　結果ですが，「わかりません」は最もよくないという回答が多かった一
方，わからないながらも，理由を説明したり(「平均値だから当てはまると
は限らない」)，理由を探索する言葉(「どうして気になるのか教えてくださ
い」)を付け加えることで，患者から見た望ましさは少しずつ増加しました
(**図1**)。いずれもどれくらいの予後が見込まれるかについて具体的な数値
を答えていないのですが，ただ「わかりません」と言うだけでは2点台前
半，これに，具体的な数値を言わない理由を説明する(統計的な生命予後は
平均値なので患者個人に当てはまるとは限らない)と少し好ましい感じが上
がり，さらに，患者が予後の質問をした背景に関心を向ける(「どうして
今，それが気になるのか教えてくださいますか」と聞く)ともう少し好まし
い感じが上がっています。ただ，いずれの場合でも3点以下で，全体とし
てみると，「好ましくない」ほうに位置していますが…。

　「わかりません」とだけ返事するよりは，どうしてわからないのかの理由
を説明したり，患者がどうして今，余命について質問したのかの背景を知
ろうとすることに意味があることを示す研究結果です。

予後

わかりません（言わない）

＋平均値だから当てはまるとは限らない

＋＋どうして気になるのか教えてください

| 1 | 2 | 3 | 4 | 5 | 6 |

好ましくない　　　　　　　　　　　　　　　　　好ましい

図1 「あとどれくらい生きられますか？」に
具体的に答えない場合の患者の評価

言葉を補うことで改善はしていますが，
好ましくない〜好ましいの真ん中よりは
好ましくない側にあります。

「あとどれくらいですか？」と患者が聞く時，教科書的に，経験上よくいわれるのは，「必ずしも予測される余命そのものを知りたいわけではない」ということです。今回の実験的な研究では，「余命を知りたい」という質問に対しての回答を評価してもらっているので，「もし，この患者が本当に具体的な余命について知りたいとしたならば」，と仮定して解釈するのが妥当でしょう。

実際の現場では，「あとどれくらいですか？」の質問は，本当に余命を知りたいという場合もありますが，他に気になっていることについて話題にすることの"引き金語"となっていることのほうが多く体験します。

「あ〜そうなんだ…だいぶ厳しそうだなぁ…」となんとなく感じた後，まず頭に浮かぶのは「来月の○○大丈夫か？」「来年の△△行けるのか？」「10年のローン組んだけど払えるか？」とかですよね。でも医療者に，「僕，ローン払えますかね？」とは聞きませんので，「どれくらい生きられますかね？」という聞き方になることもよくあります。余命を聞いている＝予後の長さを数字で知りたいんだ，とすぐに結びつけずに，どういうことを心配されているのかな？　という想像力が大事です（これまた，これが本当かどうかを量的に調べた研究はありませんが）。

ですので，研究結果の解釈は，「予後を聞かれた場合に，もしわからないと回答するならば，どういう付加的な方法が患者にとってはいいとみなされるか」というふうに考えていいと思います。

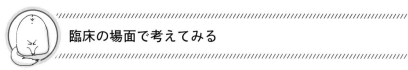

臨床の場面で考えてみる

　「あとどれくらいですか？」と患者さんが聞く時，緩和ケアの専門家なら誰でもとる最初の対応は，質問の背景にある患者さんの動機を探る，という行動です。めったにありませんが，筆者の経験で，「あとどれくらいですか？」の質問の意図が，「あとどれくらいでよくなるか？」だったこともあり，あ〜〜そっちだったのか!! と衝撃を受けたことがあります（その患者さんは動けなくなっていて，もういくばくもない状態であることが明らかでした）。質問した意図を聞くというのはとても大事です。

例えば…

「あとどれくらいですか?」── 「わかりません」

でもなく，

「あとどれくらいですか?」── 「3か月です」

でもなく，

「あとどれくらいですか?」── 「どれくらいだと思いますか?」

でもなく，

患者の聞いてきた背景を聞くようにします。

　「あとどれくらいですか？」──「どうしてそう思われるのですか？」だと，なんだか責めてるようなニュアンスが入ることがあるので，筆者はこう対応しています。

例えば…

「あとどれくらいですか?」── 「先々の長さのことを聞かれてます? 医学的にこれくらいというある程度の見込みはあると思うのですが，その前に，どうしてそれが気になっているのか教えてくださいますか?」

　最初に，あなたの聞いていることをちゃんと聞きましたよと，いうことを伝えたいので，「先々の長さのことを聞かれてます？」と，確認する対応をまず入れます。「余命」を少しやわらかい（ように思う）「先々の長さ」というふうに置き換えていることもちょっとした気遣い（のつもり）で，言われた言葉ではなくて自分の言葉で言い換えることで「この人は理解しようとしている」ことを伝えることできます（言い換え，という技法です）。

ここで，共感的対応として，「あとどれくらいですか？」――「先の長さの
ことが気になるのですね」，のように反復で対応する医療者もいると思うの
ですが，筆者の場合，そんな受け答えは日常生活でもしないものですか
ら，言葉だけ浮いてしまう感じになるので使いません（意識しないと使えま
せん，が正しい）。

　なんにせよ，最初に，「確かに，今，あなたが余命のことを話題にされた
のを承知しました」，（ウキウキする話題でないですが）ちゃんと向き合いま
すよ，というメッセージを伝えることがまずは前提だと思います。

　さて，その次なんですが，「それはわからないんですけど…」のように期
間に対する答えを用意するのではなく，想定している期間というのはある
程度あるんだけど（同じような方を多く見ているんだから，医師にしろ看護
師にしろある程度は予想がありますよね），でも具体的な数値はちょっと棚
上げしておいて，という雰囲気で質問に対する回答をはさんでいます。数
は少ないのですが，具体的な数値を知りたいという患者さんもいて，その
場合には答える準備がありますよ，というメッセージでもあります。

　で，最後に，「どうしてその話題を今もってくるのかな？」を知りたいと
思うと伝えます。この本は「ああいう vs. こういう」の本なのですが，ああ
いう・こういうを考える前提として重要なのは，「どうして今その発言が出
るのか」を把握しようという気持ちだということをコラムで述べました
（p.92）。余命の話題についても例外ではなく，「どうして今その話題なのか
な」を知ろうとするところに戻ることになります。エビデンスは「わからな
い」に続いての補足として，わからないまま返事を終わらせるより，どうし
てそう思うのかを聞くほうがいいということでした。最初に理由を聞くこと
の根拠ではありませんが，多少の根拠付けにはなるでしょう。

　「どうして」に対する返事はいろいろですが，たいていの場合は，「○月
にこれこれする用事があるんだけど…」とか，「もし○○とかいうなら整理
しておかないといけないことがあって」のような具体的なことが出てきま
す。そうすると，返事としてはこんな感じになるでしょうか。

「じゃあ時期はともかく，その○○できるようにしていきましょうか。余命がどうこうというのは平均的には予想できても，何が起こるかが確実にわかるわけじゃないし，交通事故や脳梗塞になるかもしれないですからねぇ…。その○○はどんなことでしたっけ??」（と，本格的に相談に入る）

　ちょっと余談になります。『君の膵臓をたべたい』（住野よる著，双葉社，2015 年）を読んだ人ならわかると思いますが，いついつの余命と言われた主人公の死因が（その疾患とはまったく関係のない）事件に巻き込まれたことという例示は，「確かに！ 実際に何が起こるかはわからない」と思わせるものがあります。

　もう少し医学的なことだと，トルソー症候群といってがんがあると脳梗塞を起こしやすくなりますので，がんは安定していてもその前に脳梗塞で動いたり話したりができなくなることがある，という例示がわかりやすい人もいます。ある程度覚悟している人には，「この先のほうがだんだんと動くにも大変になってくるかもしれないので，前倒し前倒しのほうが同じするにしても確実ですよね。もし前倒しにしすぎたな〜と思えば，まあそれは笑って過ごせることですし」くらいの合いの手を入れてもいいかと思います。

　場合によっては，「あいまいじゃなくて，数字が知りたいんだ」という人もいて，その場合は数字の話になっていきます。こちらは次の項で。

まとめ

○ 「あとどれくらいですか？」──「わからない」と回答するよりは，せ
○ めて言えない理由を説明したほうがいいですが，もっといいのは，患
○ 者さんがどうしてその話題を今出してきたのかを知ろうとすることで
○ す。理由がわかれば，具体的にサポートしやすい方法に展開できます。

文献

1）Mori M, Morita T, Fujimori M, et al.: Adding a wider range and "hope for the best, and prepare for the worst" statement: preferences of patients with cancer for prognostic communication. Oncologist, 24(9):e943-52 2019.

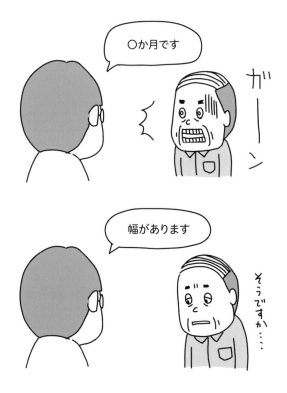

「〇〇くらいです」

vs.

「〇〇くらいですけど，△〜△という幅があります」

「具体的に余命が知りたい」という人はそれほど多くはありませんが，一定数いらっしゃいます。患者さんから「余命を教えてほしい」と言われた時，どういう伝え方が科学的にも間違っておらず，患者にも受け取りやすいのかを考えてみます。

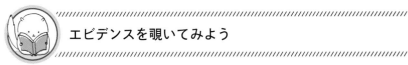

エビデンスを覗いてみよう

　もし患者さんに具体的な余命の長さの見積もりを聞きたいという希望がある場合，どのような回答が好まれるのかを考えることで，日常臨床にいかせることがあるかを考えてみます。がん患者412名を対象に仮想症例で，「あとどくらいですか？」に対して，3つの答え方への評価を好ましくない（1）から好ましい（6）で回答を求めました[1]。

　基準となる選択肢は，単に「〇か月です」というもの。これに加えて，「〇か月ですが，これは平均なので，通常は△〜△くらいの幅があります」と現実に沿った幅を伝えるものです。医学的に余命の中央値が3か月であるということは，50%の人が3か月で亡くなるということですが，逆に言えば，半数の人はそれより長く，半数の人はそれより短くなるということです。この幅を伝えます。もう1つの選択肢としては，best scenario/worst scenario という考え方で，「一番いいと△，一番悪いと▽くらい」という伝え方をします。

　結果は予想通りのもので，単に「〇か月です」というよりも，幅をもって伝えたほうが患者には好まれるという結果でした（**図2**）。これは医学的事実にも一致していて，映画で見るような（最近はそういう映画もないのかな），「残念ですが，あと半年だと思います」という半年というのは，その方

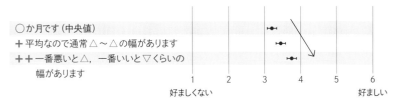

図2「あとどれくらい生きられますか？」に
　　　具体的に答える場合の患者の評価

いつまでと言い切るより幅が広い
ほうが，説明としても医学的事実
としても正しいですね。

が確実に半年で亡くなるという意味ではなく，平均的には半年くらい（前後に幅がある）ということなので，より正確な情報であるともいえます。

　この研究を受けて，ちょっとリアルとはかけ離れていますが仮想状況での実験を1つ[2]。がん患者さんに，「もし余命について以下のような説明をされたとしたら，どう思うか」を答えてもらいました（表1）。比較したのは，①常套的に使用される「わからない」，②前の研究で一番いいのではないかとみなされた「平均値を言った上で，幅を伝える」もの，それに，③将来いろいろな予測が精密に可能になったとして「あなたの生命予後の予測を表すグラフ」で説明すること，そして，④（これは臨床ではしばしば行われることなのですが）生命予後ではなくて，命の長さはともかく，がんの場合は悪くなる時はなり始めてから思いがけず早く身体を動かすのが難しくなることを示す，の4パターンです。

　「がんの場合は悪くなる時はなり始めてから思いがけず早く身体を動かすのが難しくなる」ことはデータでも示されています。これはこれで実際に見るとショッキングな感じなのですが，カナダのオンタリオでの緩和ケアスクリーニングの蓄積データから7,882名の死亡までのPerformance Status（PS）を図にすると図3のような感じになります。死亡が近づくにつれて急激にPerformance Statusが悪化することが視覚的にわかります[3]。

　評価方法は，将来の不確実性が減るかどうか（「先々の見通しについて不透明である」に対する回答を0〜10の11件法），医師をいい医者だと思う程度（Physician Compassion Scale：「医師はあたたかみがある」「医師を信頼できる」といった質問で評価します），それと，言われた時の感情（怒り，驚きのような否定的な感情の合計点を調べます）で聞きました。

　結果ですが，「わからないと言う」は，余命を伝えるよりも「この医者は共感的ではない」という気持ちになり最も悪い評価で，将来に対する見通しも（伝えられていないので当たり前ですが）不透明なままでした。一方，余命を具体的に伝える3つの方法ではどれが極端によい，悪いということはなく，医師に対する評価，将来の見通し，否定的な感情ともに変わりませんでした（図4）。

　実臨床では，「平均値と幅，最悪の場合と最善の場合を一緒に伝える」がよさそうに思いますが，もし「グラフでシュミレーションされた曲線を示

表1 余命の伝え方の実験研究で実際に使用されたもの

- あなたが，「再発し，治癒できない」がんがある状況を仮定して，自分ならどう思うかを回答してください。主治医が，病状を説明する時，「残された期間（いわゆる余命）」について以下のように説明しました。

A わからないと言う

　命の長さ（余命）については，なんとも言えません。

B 平均値と幅，最悪の場合と最善の場合を一緒に伝える

　あなたと同じ状況の平均的な患者さんを考えると，半年くらいだと思います。最もいい場合としては，2 年以上は大丈夫な方も 1 割ほどいらっしゃいます。一方，1 か月以下の方も1割ほどいらっしゃいます。平均的な方は，その間 3 か月くらいから 9 か月くらいと考えていただいたらよいと思います。

C グラフでシミュレーションされた曲線を示す

　あなたの予測される余命は，同じ状態の方 10 万人から作成されたデータをもとに計算することができます。あなたの余命の予測はこのグラフのようになります。1 か月後の生存確率は 90％で，6 か月後は 50％，12 か月（1年）後は 25％，18 か月（1 年半）後は 10％です。

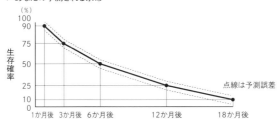

▶ あなたの予測される余命

生命予後ではなく，Performance Status（身体が動くかどうか）で，命の長さはともかく，がんの場合は悪くなる時はなり始めてからが早いことを示す

　余命がどれくらいかは人によって差がありますが，多くのがん患者さんがこの図のような経過をたどります。つまり，直前まで出かけたり動いたり普通の生活ができるのですが，最後の1 か月で急に動けなくなってきます。

　このどこに今あなたがいるかはわからないのですが，「あれ，なんかおかしいな」とはっきり自覚した時には，「急に動けなくなってしたいことができない」「もっと早くしておけばよかった」とおっしゃる人が多いです。

D ▶ がんの一般的な経過

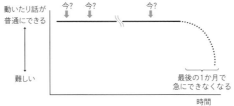

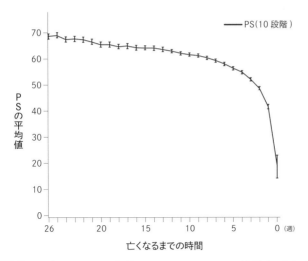

図3 死亡が近づくにつれて急激に Performance Status が悪化する実証データ

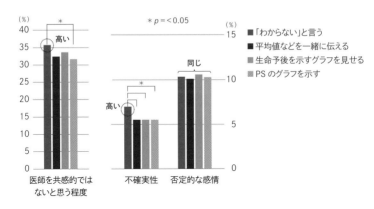

図4 4つの余命の伝えられ方に対する患者の評価

す」であったとしても，極端に患者さんの不安が募るというわけでもありま
せんでした。また，長さの話をせずに，「身体が動くかどうかを基準にし
て，悪くなる時はなり始めてからが早い」ことを説明するだけでも，将来
への不透明さは減ることが想像されます（リアルな患者さんではないのであ
くまでも実験の結果になりますが）。

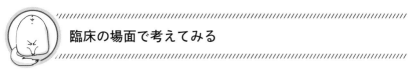

臨床の場面で考えてみる

　「具体的に余命が知りたい」という時にどう対応するか…。仮想症例での根拠からは，わからないというのはよくない，現実的な幅（△〜△くらい，一番いいと△一番悪いと▽くらい）を加えて話すということがよさそうだと思われます。医師であれば，幅を伝えるというところには特に気を配りたいところです。

　看護職の場合，自分で予測される予後を伝えるということはないと思いますが，医師が説明した後に「○か月だって…」と患者さんやご家族が数字を区切りのように思っている場合，ちょっと対応を加えることに応用できそうです。例えば，「3か月だって」と言っている患者さんやご家族に，その「幅」の意味するところを説明することで，3か月で全員が予測のようになるわけではないということを補強できます。

> **例えば…**
>
> 「先生，3か月っておっしゃってたんですか？ 3か月って3か月ぴったりで何か起きる！って感じがしてやですよねぇ…。私たちが習う平均して○か月っていうのは，だいたい半分くらいの人が，っていう意味なんですよ。なので，半分以上の人はその時間より長くがんばられるってことなんです（とか言いつつ，患者さんの表情を見て正規曲線の図を書く場合もあるかもしれません）。

　実践として興味深いのは，「余命を具体的に伝えなくても，PSの変化を伝えることで同じように不確実性を減らせるかもしれない」ということです。長さを具体的な数字で言うと，どんなに幅を一緒に伝えたり，予測の数値そのものが全員に当てはまるわけではないことを言ったとしても，やはり，その○か月とか○年という数字が頭に残って離れなくなってしまうと思います。具体的な数値を知ることですっきりする人もいるでしょうけれど，その時には望んだけれども後で聞かないほうがよかったと思う人もしばしばいらっしゃいます。しかし，そもそもどうして余命の長さの目安が必要なのかと考えると，「何かしたいことができるかどうか」の判断をする上で必要ということになります。人によっては（むしろ，大部分の人は），「長さはわからなくても，動けなくなり始めてからの変化が早い」という情報だけで，

何かの行動を前倒しにするには十分ともいえます。

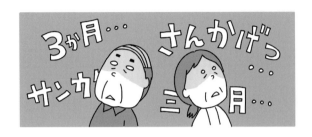

　筆者も実際に，**図3** のような Performance Status の図を直接書いて説明
したことが時々あります。余命について具体的に知りたいとおっしゃって
も，本当に知りたいのか確信が得られない場合や，長さそのものではなく
て先々の病状の変化をお伝えすれば十分かなと思う時は次のように声をか
けています。

> **例えば…**
>
> 「長さそのものはわからないんですけど，がんの場合は，"あれ，ちょっと動くのがし
> んどいな"というふうに感じてから，実際に動くことが大変になるまでの変化が早い
> んです。逆に言うと，本当にかなり直前まで，身体は動けて出歩いたりできるんで
> すけど，動きにくくなってからが早いというか…。こんなこと図で書いていいのかど
> うかわからないんですけど，教科書に載っていて僕たちが習う図はですね…」(図を
> 描く)

　生活に与える影響を説明する機会は看護職には多いでしょうし，「余命を
知りたい」→「したいことがある」となった時，次の展開として具体的な
余命を伝えなかったとしても，「身体が動かなくなってからだと，あっとい
う間になる（ことが多い）」という一押しが入るのは，今したいことを前倒
しする決断を後押しすると思います。

　動けなくなると思うと先が限られる…はかなり衝撃的なメッセージになり
ますので，「余裕をもって」を繰り返すと，少し和らぎます。

「来月娘さんがお孫さん連れてくるっておっしゃってましたよね〜楽しみですね〜。い らぬおせっかいかもしれないんですけどね…，もしかして病気の具合とか，急に熱 が出たりすると，今より来月のほうが同じことするにも余裕がなくなっちゃうので， ほら，坂のぼるにもそれで体力使っちゃってお孫さんと遊ぶ気力が残ってないとかね …。だから，余裕をもってできるなら今月のほうがいいかもしれませんね。来月もま た来てもらってもいいし…」

まとめ

具体的な余命を知りたいという流れになった場合，具体的な数字だけ よりは幅のある情報のほうが患者さんにはいいし，医学的にも正確で す。もし，具体的な数字が登場しなかったとしても，PS（動ける範囲） の変化の予想を一般的なこととして伝えるだけでも，不確実性を減ら すことができます。

文献

1）Mori M, Morita T, Fujimori M, et al.: Adding a wider range and "hope for the best, and prepare for the worst" statement: preferences of patients with cancer for prognostic communication. Oncologist, 24(9):e943-52 2019.
2）Yoshida S: unpublished data
3）Seow H, Barbera L, Sutradhar R, et al.: Trajectory of performance status and symptom scores for patients with cancer during the last six months of life. J Clin Oncol, 29(9):1151-8, 2011.

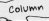

Column

「せめて小枝になってほしい。藁だとつかんでも浮かべないから」

「溺れる者は藁をもつかむ」っ て，緩和ケアに受診した人が言っ ていた言葉。それ以来，小枝くら いは目指しています。

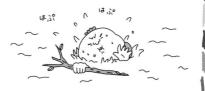

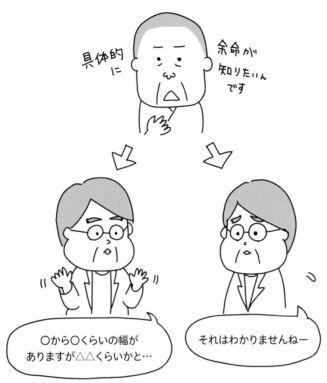

はっきり言う

vs.

言わない

「アジア人には本人に予後を聞かれても，家族に言ってからじゃないと説明しちゃだめらしいぜ」「まじまじ? なんで? 患者が聞いてるんじゃねぇの?」という話は国際的にははっきりさせてほしい課題で，"はっきり言うか言わないか問題"について考えてみます。

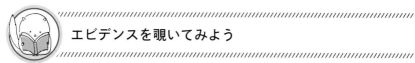

エビデンスを覗いてみよう

　2013 年にオランダで，患者が余命を知りたいといった時に，余命を「はっきり言う」と「はっきり言わない」のビデオを作成して，患者に見てもらうという研究が行われました。結果は，「はっきり言う」ほうが将来に対する不確実さが減って，不安も増えなかったというものだったのですが，日本人でもそうかな？　というのがこの研究のきっかけです。日本人の研究者が，オランダや米国の研究者と連絡を取りながら共同研究として行いました[1]。

　国立がん研究センターに治療のために通院している乳がんの患者 105 名を対象として，受診の時に「統制された」別室でビデオを見てもらいました。統制されたというのは，雑音が入ったり，他のことを考えたりしないように集中してできるように環境が整備されているという意味で，心理研究者が実験の場所をがっちり統制しました。「はっきり言う」場合のスクリプト（医師の発言）は 表2 の通りです。

　「はっきり言う vs. 言わない」だけを行っても研究として目新しさがないので，「はっきり言う vs. 言わない」に加えて，「医師が共感性を示す vs. 示さない」の 2 × 2 のビデオをランダムに順番を変えて見てもらいました。医師の共感性は患者の目をチラチラ見るか，まったく見ないかで測定しています。

　将来の不確かさが主要評価項目で，0（不確かでない＝目安がつくという意味で，0 点のほうがいいこととしています）〜10（とても不確かである）で測っていますが，どちらかといえば，「言っても大丈夫か」に関心があ

表2　実際に使われたスクリプト

「はっきり言う」場合の医師の回答
「あなたと同じがんで，転移のある患者さんを集めた研究からわかることは，50% の方が 2 年後も生きているということです。どういうことかと言いますと，半分の方たちが 2 年以上生きられる一方で，残りの半分の方が 2 年以内にお亡くなりになります。ある患者さんはもっと長く，4 年くらい生きられるかもしれませんが，ある患者さんは半年くらいかもしれません」

表3 「はっきり言う vs. 言わない」における将来の不確かさ，満足度，不安

	はっきり言う	言わない	差	p
将来の不確かさ	5.3 ± 0.2	5.7 ± 0.2	0.4	.032
満足度	5.6 ± 0.2	5.2 ± 0.2	−0.4	.010
不安 (STAI の状態不安)	0.06 ± 0.5	0.6 ± 0.5	0.6	.196

STAI : State-Trait Anxiety Inventory（状態 - 特性不安尺度）

り，「言っても大丈夫」の指標として満足度と不安をみています。

　結果ですが，はっきり言うほうが，言わないのに比べて「将来の不確かさ」は改善しました（当たり前といえば当たり前です）。より知りたかった，印象的なことは，はっきり言うほうが満足度が高く，不安も増えませんでした（表3）。さらにこの研究の面白い点として，論文中では詳細を記載していないのですが，「はっきり言う vs. 言わない」よりも，「医師が共感性を示す vs. 示さない」の影響が大きく出たことです[2]。ビデオの作りにもよるのですが，共感性がない（まったく目を見ない）というのは，言うことをいくら工夫したとしてもかなりアウトな行動のようです。

　この研究の限界としては，そもそも，「こんな研究ありますけど参加しますか?」と聞かれて参加した人たちなので，実臨床の患者層とは違うことがあります。しかも，国立がん研究センターで積極的に治療を受けている人たちなので，一般的な患者とはそもそも意識が違いそうではあります。

　この他にも，患者に予後を伝えるという大きな課題に関してはいろんな研究があります。患者との予後に関するやりとりについての 19 の英語圏の研究を系統的に分析したところ，いくつかの共通した「予後を探る」方法が見つかりました[3]。どれがいいというわけではないのですが，はっきり言うことがよいとされる文化圏においても，予後については，仮の話（もし…）として伝える，間接的にほのめかす，一般的なこととして聞く，言語以外のコミュニケーションを使うといった技術が意識して使われる点が興味深いです（表4）。

表4 予後について患者がどう思っているかをあたりさわりなく聞く方法

技法	扱っている文献数	具体例
hypothetical questions （もし…なら）	63%	もし，もしなんだけど，これはもしもの話なんだけど，このまま回復しないとか，もしかしたら，っていうことも考えたりしますか？
linking to what a patient has already said （患者が言ったことに関連付けて話を展開する）	37%	前に…って言ってたと思うんだけど，それって，あんまりよくならないかなぁっていう心配してるってことですよね？
indirectness, allusive talk and euphemisms （間接的にほのめかす）	32%	うまくいけばいいんだけど，うまくいかない可能性もありますよねぇ…
fishing questions （釣り質問）	26%	何か聞いておきたいことは他にありませんか（というオープンな質問をする。期待しているのは先々の話を患者から切り出してほしいという趣旨）
framing difficult matters as universal or general （一般的なこととして聞く）	21%	これはあなたのことっていうのではなくて，一般的なこととしてなんだけど，一進一退になると先々どうなるんだろうって気になる人も多いですよね
encourage further talk using means other than words, long silences （非言語的コミュニケーション）	16%	患者が何か話した後，話さない時間を使って，何か患者から話すのを待つ
steering talk from difficult/negative to more optimistic aspects （楽観的なことに向ける）	11%	いつまでしか生きられないといった悲しいことではなく，いつまでは○○できそうといった肯定的な面を話す

率直に言うほうがいいという文化圏でも，「気遣いが必要なナーバスな課題」といえます。

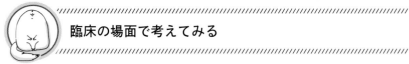

臨床の場面で考えてみる

「いつまで生きられますか」の後、理由をいろいろやりとりしたりして、最終的に、「目安として具体的な数字が知りたいです」ということになった場合の考え方としては、「具体的に聞きたい」って聞かれているのに「わからない」はよくない、かといって、○か月だと思いますと言い切ってしまうのは医学的な情報としても正しくない――したがって、具体的な数値に幅を添えて伝えるのがいいということになるかと思います。

幅の添え方として何が一番いいというところはわかっていませんが、筆者が好むのは、一番よくて…一番悪いと…という言い方です。これは余命のことだけではなくて、いろいろな先々の予測の説明で使うことができます。

患者さんが急に肺炎になったような場合、こんな伝え方だと今ひとつすっきりしないことがほとんどです。

「全力で治療してみますが、どうなるかはわかりません」

患者・家族「……う〜ん?!」

「わかりません」というのは確かにそうなのかもしれませんが、何らかの見込みがほしいと思われることが多いと思います。そこで、先々の予測としてはこんな感じです。

「全力で治療しますが、具合が具合だけに、あまりよくない結果になることもあるかもしれませんね。

一番いい感じになると、明日、明後日には解熱してきて、見た感じも少し楽そうに見えてくると思います。そうすると1週間、2週間して、おおむねもとの状態まで戻って、ああよかった、大変だったけどがんばったね…となるのがいい結果です。

悪いほうにいくと、今日、明日と治療はしていても、熱が下がらない、咳が止まらない、息が苦しいのが増えてきて酸素を使う量が増えていきます。この経過に入っていった場合は、肺炎が致命傷になることもあって、酸素だけでは苦しさが取れないとうとうとして、眠って苦しいのを取るという方法を加えるかを相談することになります。

今のところ、7割方はいいほうの経過になると思っていますが、また明日の夕方に

148

様子を見てご説明しますね」
(理解してもらえているペースをみながら話します，一度にどっと情報を伝えるのではありません。
特に後半は少し様子をみながら，ゆっくり探る感じです)

　前記の説明だと，いい結果・悪い結果の実際に変化していく様子を説明しており，今のところの具体的な見込みを伝えています。「また明日の夕方に様子を見てご説明しますね」というのは，不確実性があるから確実なことは言えない代わりに，次に見通しをつける（予測する）日を指定するという趣旨で，患者さんやご家族にしてみると，次の説明の機会が担保されているのが安心材料になります。

　生命予後であれば，こんな感じです。

例えば…

「そうですね…こういう具体的な数字を言うのは医師のほうも勇気がいるのですが，いろいろな統計的なデータと診察の結果から見て…安定していていれば，半年くらいは大丈夫かな。もし，予想外に進行が早かったり他の合併症があると1，2か月ということもあるかもしれませんね…。
　平均的にはその間の3，4か月というあたりなのかなという印象ですが，この手の予測というのは平均値なので，○○さんに必ず当てはまるというわけではないので，"言われた○か月が迫ってきた!"とかびくびくしないようにはしてほしいなと思います」

　余命の場合は特に，説明の途中での相手の反応をじっと見ることも重要で，途中で「え!」と固まるような感じになれば，何か患者の思っていたことと大きな幅があるので説明をいったん中断して，「どうしましたか」「ひょっとして思っていたことと違いますか」のようなフォローをはさむといいです。
　少し慎重にいく場合は，具体的な数値を言う前に，「参考までに伺っておこうと思うんですが，ご自身の感じだとだいたいどれくらいだと思われてますか」という質問を間にはさむのもいい方法です。あまりにかけ離れていれば，その面談では，「その期間よりはちょっと短いかもしれませんね」「思われているより厳しいかもしれませんね」のような反応を返すだけで十分なことがあります。

まとめ

- 予後について具体的な説明を求められた時は，「わからない」はアウトで，具体的な数字を必ず幅や不確実性（あなたに当てはまるかどうかは最終的にはわからないこと）と一緒に伝えるようにします。言葉での説明に加えて，説明している途中での非言語的な対応や，間接的な表現がこの場合でも重要です。

文献

1） Mori M, Fujimori M, van Vliet LM, et al.: Explicit prognostic disclosure to Asian women with breast cancer: a randomized, scripted video-vignette study (J-SUPPORT1601). Cancer, 125(19):3320-9, 2019.

2） Fujimori M, Mori M, van Vliet LM, et al.: The effect of eye-contact when disclosing prognosis to women with breast cancer: a randomized scripted video-vignette study (J-SUPPORT 1601). International Society of Psycho-oncology, 27:109, 2018.

3） Parry R, Land V, Seymour J: How to communicate with patients about future illness progression and end of life: a systematic review. BMJ Support Palliat Care, 4(4):331-41, 2014.

「怒ってる時はね，返事をしないといいのよ」

　知り合いにいわゆるクレーム対応を専門にしている人がいて，そんなのよく一生できるねぇというような話をしていた時の話。コツを聞いたところ，「相手が怒ってる時はね，こっちからは１つひとつに返事しないとかえっていいのよ」と言われたことがあります。確かに，怒りという感情は人間の感情の中では最も持続しにくく，ちょっとがまんすると長続きすることはないのが知られています（なので anger control という言葉がありますね）。相手が怒っている時に，あれはどうなっているんだ，それはどうなんだというところに，１つひとつ対応すると，かえって揚げ足というかディテールに引っかかってどんどん怒りが募っていく場面を多く見ます。患者さんにとっても怒りは早く収まったほうがいいでしょうから，聞いていることは伝えつつも，１つひとつに返事しないのも１つの（高度な）技術かもしれませんね。

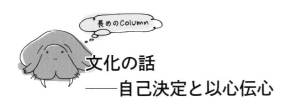

文化の話
——自己決定と以心伝心

　薬物療法の効果は日本人だろうとイギリス人だろうとイタリア人だろうとあまり差はないように思いますが，「コミュニケーション」についても，外国で行われた研究の知見や教科書をそのまま正しいと紹介することにはかなりためらいがあります。コミュニケーションと文化の話を少し考えてみましょう。

1つの軸——自己決定か集団決定か
「外国」の代表，イギリス・アメリカの基本となる民族性は自己決定

　明治時代の輸入学問の影響なのか，日本ではどうも外国（この場合はヨーロッパかアメリカ）から来たものはそれだけで無条件に尊いとみる意識があるように思います。まず，コミュニケーションの仕方という点に関係しそうな家族構成（をもとにした意思決定パターン）について，一般的な知識を整理しておきます。世界には4つほどの家族類型があるとみなされています。1つは東アジア系，2つにはアングロサクソン系（アメリカ，イギリス，オランダ，北ヨーロッパなど），3つにラテン系（イタリア，スペイン，南アメリカなど），4つに共産圏（ロシア，中国など）です。

　医学研究がやってくるのは圧倒的にアングロサクソン圏からが多いので，私たちはまず彼らの文化や思想を理解しておく必要があります。もともとアングロサクソンとは，オランダ・デンマーク周辺に展開していたアングロ族，サクソン族に起源をもつ民族で，その後，イギリス，さらにはアメリカへと移住範囲を広げました。彼らの根本とする活動原則は，「子どもはなるべく早くに独立する，親は親・子は子でお互いに別個の人格である，相互の干渉は最低限でそれぞれの意思が重んじられる」ということです。雑に言えば，個人主義，自由主義といわれます。

　「日本って，子どもじゃなくて親に告知すんだって」——「ひえ〜〜なん

で？ 子どもに直接話せばいいじゃん」。

「（終末期になってきたので）お母さんにどういう治療をしたらいいかちょっと相談したいので，娘さんよろしいですか？」──「は？ なんで？ 母のことですからまず母に話してください。私にはわからないので」。

日米・日英で臨床経験のある医師の共通する経験ですが，子どもの時から自分のことは自分で決めるということを当たり前として育ってきているということを実感していれば，医療上の意思決定にも同じことが行われるだけだと納得できます。何の仕事につくのか，誰と結婚するのか，どこに住むのかは子どもが考えることであって，親が口出しするようなことではありません。それはこれらの文化圏において，親子の生活単位は早々に別個のものになりますし，「親と同居する」という習慣がないことも，小学生になったら自分の部屋で寝ること（国によっては赤ちゃんの時から1人で寝ること）も同じことです。

ラテン系はもっと日本寄り

一方，アングロサクソンではない南ヨーロッパや南アメリカではより日本寄りです。大家族を構成することも多く，granpa（おじいちゃん），granma（おばあちゃん）の日には家族全員が集まって食事をします。意思決定の基本は個人ではありますが，家族全体に関わることはきょうだい間でも話し合い，より集団的な意思決定を好みます。

筆者の研究領域では，イタリアは日本と共通する終末期医療の実践が多く，例えば，死亡直前期に苦痛が取れず鎮静薬を投与する時に，必ずしも患者にはっきりとは言わずに投与されることがあります。これはイギリスから見ると奇異に見えるようで，「なんで患者本人に言わないのか？」という質問に対して，イタリアの緩和ケア専門医として著名な Caraceni A が「It's culture」と返事をしていたという話を同僚から聞いてなるほどと思いました。日本の場合，そこまで「いや，これ，日本の文化ですからこれでいいんです！」と言い切れないのは，どこか明治以降の輸入学問時代に，外国は優れている，日本は劣っているという価値観が刷り込まれてしまったためだと思いますが，文化に優劣はありません。

「外国」から出たコミュニケーション系の知見や教科書を見る時は，著者の出身国（できれば何系の民族アイデンティティに属しているか）をネットで調べるとより理解が深まります。

http://www.behindthename.com/ で氏名を入力すると，どの民族系の名前かがわかります。

もう１つの軸——正直か婉曲か

　もう１つの軸として，「正直に言う，そのまま言う，明確に言う，はっきり言う，あいまいにしない」ことを価値とみなすか，「そこまで言わない，遠回しに言う，直接言うのは失礼」とみなすかという軸があります。一般的に多民族国家では言葉の問題もあり，「はっきり言ってくれないとわからない」ことが多く，「はっきりと率直に言うこと（frank, honest, open）に価値がある」文化になります。日本は世界の中でも「遠回しに言うほうが失礼がない」文化を構成しており，high-context culture といいます。

　high-context culture の例として典型的なのが，京都の「ぶぶ漬けでもどうどす？」です。今でも本当に言うのかどうかわかりませんが，「ぶぶ漬け（お茶漬け）食べる？」って聞かれたら，早く帰れって意味やで？　と筆者は下宿時代に教わり，おそるおそる（楽しみに）6年間京都で過ごしていましたが，ついに出合いませんでした。それでも，

下駄でっか。ええ音しとりますな＝うるさい，普通の靴にしろ

坊ちゃん，ピアノ上手にならはったな＝うるさい，窓閉めろ

よう勉強してはりますな＝うるさい，いちいち解説するな

あんさんとこもお忙しいのんと違いますの＝はよ帰れ

たいそう元気そうやなぁ，外で走ってきはったらええんちゃいます？＝はよ出て行け

お若う見えるからびっくりしたわ＝なんか頼りないわ〜〜

…といったネットに転がっているやりとりはまあまあ今も京都の標準的な

会話であり，ほめられた！と思って「ありがとうございます!!」と言っていたら相手は無表情になっていくに違いないところです。

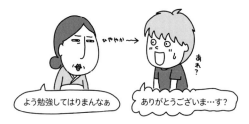

よう勉強してはりまんなぁ

ありがとうございま…す？

英語圏のコミュニケーションスキルの教科書に書いてある言葉にいまひとつ日本人がしっくりこないのは，日常的に，そこは言葉にしないで，目線とか，静かにうなづくとか，「言葉にしなくても伝える」すべを知っているともいえるので，率直に言うのがいつもいいわけでもない，にも注意をしたいですね（図1）。

ところで，上記のエピソードはイギリスの緩和ケアの専門誌にも少し紹介されています[1]。英語の雑誌に，bubu-zuke とか出てくるとちょっとクスッとするので，英語で読める人は読んでみてください。

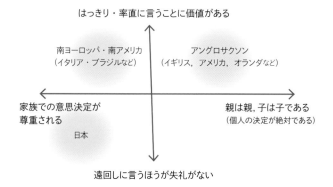

はっきり・率直に言うことに価値がある

南ヨーロッパ・南アメリカ
（イタリア・ブラジルなど）

アングロサクソン
（イギリス，アメリカ，オランダなど）

家族での意思決定が
尊重される

日本

親は親，子は子である
（個人の決定が絶対である）

遠回しに言うほうが失礼がない

図1　コミュニケーションにおける文化の違い

文献

1）Mori M, Morita T: End-of-life decision-making in Asia: a need for in-depth cultural consideration. Palliat Med, Jan 20, 2020. (Online ahead of print)

索引